抜群の若返り！「骨トレ」100秒

一天100秒遠離骨質疏鬆

太田博明 / 著　諾麗果 / 譯

日本骨科名醫教你 運動 + 食補，重獲績優骨

目錄

第2章 骨頭能增強年輕的根源力——記憶力、肌力、精力

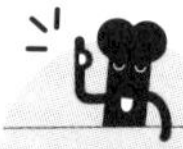

第3章

絕對不會骨質疏鬆的超級對策

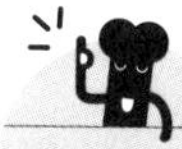

第4章 健骨飲食——「甩掉＋不增加」內臟脂肪的飲食

前言
「骨力鍛鍊」——只需要一百秒的「超級回春法」

根據最新的醫學發展，對於「老化的常識」已經有了顛覆性的改變。

無論是女性或男性，都是「從骨骼的退化開始衰老」，而且是三十歲前後就開始了。

一旦骨骼變得脆弱，肌膚及內臟的功能也會開始衰退，讓全身一口氣變得衰老。

相反地，如果骨骼足夠健康，肌膚也會變得更有光澤，讓人維持在年輕又有元氣的狀態。

「骨力」（骨骼力量）決定身體的青春、強韌、美麗——人體的骨骼不僅僅是鈣質的集合體，還具有這些神奇的力量。

祕密就在造骨細胞分泌的**骨鈣素**（osteocalcin）。它能活化全身器官、預防肥胖、讓肌膚變得有彈性、提高記憶力，由於這些特別的作用，骨鈣素被稱爲「**最強的回春物質**」。

當骨鈣素分泌偏低，自然就會出現各種問題。有幾個很容易判斷的症狀：女性會出現皺紋及肌膚鬆弛、法令紋等「臉部老化」的狀況，男性則會出現腹腔周圍堆積內臟脂肪等「中年發福」的狀況。

臉部老化就是「顏面骨萎縮」的證據，由於骨質流失導致骨骼萎縮，因此產生了皺紋及鬆弛。**臉部老化是全身骨骼結構變得脆弱，也就是「骨質空洞化」的危險訊號**，繼續惡化下去，最後就會變成「骨質疏鬆症」，那也是造成女性癱瘓首要原因的「運動障礙症候群」（Locomotive Syndrome）的典型症狀。

一旦骨鈣素不足，身體就會出現慢性高血糖的情況，進而累積內臟脂肪。如果放著不管，總有一天會變成「代謝症候群」（metabolic syndrome），而代謝症候群跟骨質疏鬆症同樣是造成癱瘓的主因。

骨質疏鬆與內臟脂肪——這兩個是三十歲之後絕對需要克服的問題。不過，令人慶幸的是，骨鈣素可以解決這些問題。這是專攻抗老醫學的我，經過長年研究所得到的結論。

現在，就立刻採取對策吧！

最簡單、最快速的方法，就是進行能夠刺激骨鈣素分泌的「骨力鍛鍊」。

我所推薦的訓練，就是「**先運動，再食補**」。

雖然飲食也非常重要，但是從優先順序來看，「第一是運動，第二才是飲食」。

話雖這麼說，其實也不需要花費太多功夫，每天只需要簡單進行一百秒的「蹬腳跟」運動即可。腳跟落地造成的「小衝擊」會成爲一種刺激，加速骨鈣素的分泌。

當然，爲了加強骨質，飲食也很重要。

因此，本書也會介紹各種可以製造並強化骨質的含鈣食物、含維生素Ｄ食物及含維生素Ｋ食物，還有能讓我們變得更年輕、強韌、美麗的「**健骨飲食**」，搭配照片及圖解，簡單易懂地說明每種飲食的效用。

例如——

納豆×小魚乾×米糠醃黃瓜×蘿蔔泥，就是「早餐的黃金搭配」。這些「小配菜」，包含了所有骨頭需要的營養素。

就讓這些「小衝擊」及「小配菜」，幫助我們重拾美好的青春吧！

太田博明

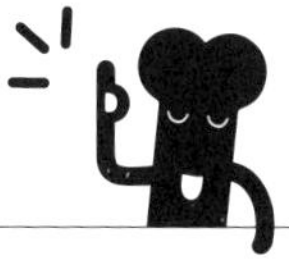

第 1 章

刺激骨頭，重獲「年輕、強韌、美麗」

骨力決定「外表」

「老化」，確實從三十歲前後就開始了。

人體一旦面臨三十歲大關，「骨骼力量」就會開始衰退。從手腳的骨骼、腰骨、背骨到顏面骨……。

我們的身體完全由骨骼支撐，如果骨骼的力量變弱了，身體就會出現各式各樣的問題。

最明顯的症狀，就是外表的變化。

女性會出現「臉部老化」，男性則會出現腹部突出的「中年發福」。

骨骼力量的衰退，主要是骨質流失造成骨量不足所引起的。

如果出現了姿勢不良、腰部疼痛、起身困難、爬樓梯時腳難以抬高等自覺症狀，就要小心骨質已經開始流失。

此外，身體各項機能的衰退也會逐漸引起許多看似與骨骼無關的老化現象，例如心律不整、呼吸急促、毛髮脫落、肌膚粗糙及容易疲勞等等。最令女性煩惱的皺紋、眼袋下垂及法令線等「臉部老化」，其實也是骨質流失導致顏面骨萎縮所造成的結果。

人體骨骼的骨量大約在二十歲左右達到最高峰，之後會逐漸減少，特別是**女性超過四十五歲之後，骨質流失的速度更會急速加快**。因此，之前覺得自己「現在還年輕，不必擔心老化」的人，現在就要特別注意了。

人體骨骼每天都在重造及更新。

我們的骨骼組織包含骨細胞（Osteocyte）、蝕骨細胞（Osteoclast）及造骨細胞（Osteoblast），骨細胞是成熟骨組織中的主要細胞，蝕骨細胞及造骨細胞則負責骨骼的新舊汰換。透過這些細胞的新陳代謝（骨骼代謝），舊的骨骼會被新的骨骼組織取代，維持一定的強度及柔軟度，同時守護身體的健康。

健康的骨骼完成更新大約需要五個月，而全身骨骼的更新週期，二十歲之前大約是兩年，成年人是三年，一旦進入高齡就需要五年。

比起只要二十八天就能全部更新的皮膚表皮等部位，骨骼的新舊汰換可說是十分緩慢。

骨骼代謝的速度會受到生活習慣極大的影響，飲食不正常、運動不足、過度減肥及吸菸等壞習慣都會讓骨骼代謝停滯、骨質流失，進而削弱骨骼的力量。

就以往我們所了解的常識，骨骼具有「支撐身體、儲存鈣質、骨髓可製造血液」等三大功能。鈣質是造骨的主要原料，同時也是維持心臟及血管等身體各項機能所不可或缺的營養素（礦物質）。

但是，近年來，我們發現骨骼其實隱藏著能讓人體變得「年輕、強韌、美麗」的力量。

骨力（骨骼力量）的功能，最重要的就是「創造年輕、強韌及美麗」，其中最具代表性的就是控制血糖值及內臟脂肪囤積，進而抑制肥胖的能力。

同時，活化骨力的方法也非常簡單，只要對骨骼施加重力及衝擊即可。

骨力——重獲「年輕・強韌・美麗」的力量

抑制肥胖！

預防老化！

加強免疫力！

骨骼的力量決定你的年輕・強韌・美麗！

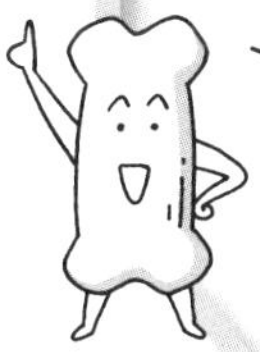

外表變年輕！

記憶力提高！

補充精力，恢復元氣！

透過適度的運動對骨骼施加重力負荷，就能喚醒這種創造年輕、強韌及美麗的力量，輕鬆預防肥胖及臉部老化等症狀。甚至只是去搭乘一次雲霄飛車等刺激的設施，其重力加速度都足以活化骨力。

皺紋及鬆弛都來自骨骼萎縮?!

骨骼能維持「外表的年輕」。

甚至有人專門對此做過研究——**骨質密度越高的人，肌膚越有彈性，也越不會出現皺紋**。反過來說，骨質密度低的人，肌膚就會失去彈性，也會導致皺紋叢生。

骨質密度代表骨量，就是骨骼中所儲存的礦物質（如鈣、磷等）含量，是用來判斷骨骼是否強韌（強度）的標準。

研究證實，**外表看起來比實際年齡年輕的人，骨質密度通常都比較高**。

我曾經參加過一個叫做《美麗與青春的新常識～身體的奧祕～》（NHK BS Premium，二〇一八年四月十七日播出）的電視節目。在這個節目裡，我替四位看起來比實際年齡年輕許多的女性測量了骨質密度。

如果骨質密度正常爲一百%：

五十歲的A小姐外表最年輕，看起來幾乎只有三十多歲，她的骨質密度是同年齡平均值的一百二十四%，甚至是二十歲女性平均值的一百一十七%，可以說是高得驚人。請她卸妝後再觀察素顏，會發現她的眼角及嘴角都沒有皺紋，令人印象深刻。

另外，五十九歲的B小姐骨質密度爲一百零七%，五十三歲的C小姐是一百零四%。只有四十九歲的D小姐骨質密度比同年齡平均值低，數值是九十%。

從這個實驗也可得知，**只要觀察肌膚的彈性及皺紋狀況，就能判斷骨質密度的高低**。

在年齡增長的同時，我們的顏面骨會因骨質密度變低（骨量減少）而萎縮，然後在臉部各處形成與表面肌膚之間的空隙。多餘的皮膚會造成深層皺紋或大面積鬆弛，這也是皮膚失去彈性的原因。

眼窩（眼球所在的凹陷處）部位也會因骨骼萎縮而中空化，導致眼角出現細紋及眼下出現眼袋。雖然紫外線等外在傷害有時也會影響肌膚彈性並造成皺紋，但肌

從臉部確認「骨質密度」

顏面骨萎縮，臉部就會衰老！

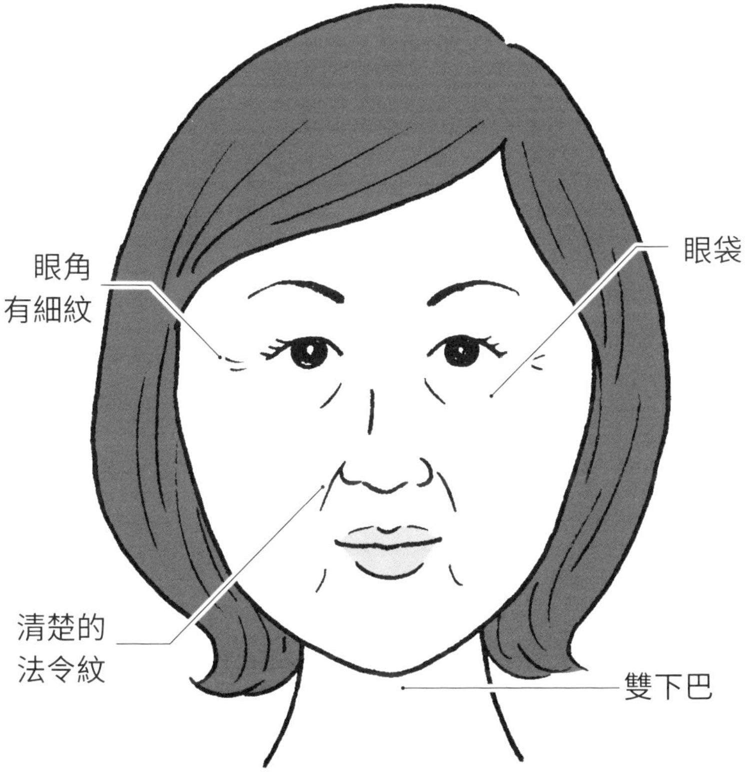

臉部老化從下巴開始！

膚鬆弛基本上都是顏面骨萎縮所造成的。

骨質密度過低，第一個影響的就是臉，再來就是下巴。即使在整個臉部，下巴也算是骨質密度特別高的部位。但是，它比起腰椎等其他部位更容易流失骨質，因此也更容易率先出現老化的狀況。

法令紋及嘴角外側的「嘴邊肉」（木偶紋）、雙下巴，這些老化現象都與下巴的骨質密度有關。

當顏面骨出現萎縮，有些三十多歲的女性會因爲「臉變小了」而開心，但是這絕對不是值得高興的事。因爲骨頭萎縮會加速老化，從醫生的觀點來看，反而會更擔心她們骨骼的健康狀況。

無論是女性或男性，只要體格良好、看起來年輕，通常骨質密度都很高；反之若是體型矮小，看起來瘦弱衰老，通常骨質密度都有比較低的傾向。

肌膚充滿光澤並具有彈性、外表看起來十分年輕——只要滿足這三個條件，就是從骨骼到身心機能都年輕又健康。

骨力鍛鍊——促進青春之本「骨鈣素」的分泌

其實，只要對腳跟施加衝擊就能「提高骨質密度」。

那就是進行「**迷你跳躍**」及「**原地踏步**」這兩種簡單又好做的運動。

當我們對腳跟施加衝擊，就能促使骨骼分泌能維持年輕與美麗的「骨鈣素」（osteocalcin），進而活化骨骼代謝，製造新的骨骼。

我在前面提過的《美麗與青春的新常識～身體的奧祕～》節目裡，讓兩名四十五歲左右的女性E、F小姐分別嘗試迷你跳躍及原地踏步的實驗，爲期兩週。

E小姐嘗試的是迷你跳躍，方法爲直接就地向上躍起十公分，落地時整個腳掌著地，每天最多三十下，可以分成二至三次完成。

F小姐嘗試的是原地踏步，方法爲坐在椅子前端，抬高腳尖，然後讓腳跟一口氣落地，左右交互進行。每天最多做三十下，分成三次進行。

當我們的腳跟受到衝擊，身上所有製造骨骼的細胞都會感受到震動，爲了承擔這個重力，它們會開始增加骨量、促進骨形成，努力加固骨骼的強度。

這時，骨骼中的「蝕骨細胞」會將老舊的骨質移去，然後「造骨細胞」會將鈣質等礦物質沉著到骨頭上，讓骨質變得更強韌。

一日骨骼代謝變得活化，就會開始分泌各種能維持年輕與美麗的骨骼荷爾蒙。最具有代表性的就是「骨鈣素」這種非膠原蛋白質，而一般提到骨骼荷爾蒙，大多就是指骨鈣素。只要能增加骨鈣素的分泌量，就能像五十歲的A小姐一樣提高骨骼的新陳代謝，骨質密度自然會隨之提升。實驗施行兩週後，我再次爲兩位女性測量骨鈣素的分泌量。其中，E小姐增加了約五％，F小姐則增加了約四％。

她們的增加量之所以出現差別，主要是來自重力的強度不同。這個「重力」有點難以說明，大概可以理解爲「往下的拉力」及「承受的力量」。重力的單位是「G」。迷你跳躍會對腳跟施加約體重四倍的重力（4G），原地踏步則是3G以下。

鍛鍊骨力

「簡單運動」就能提高骨質密度！

迷你跳躍

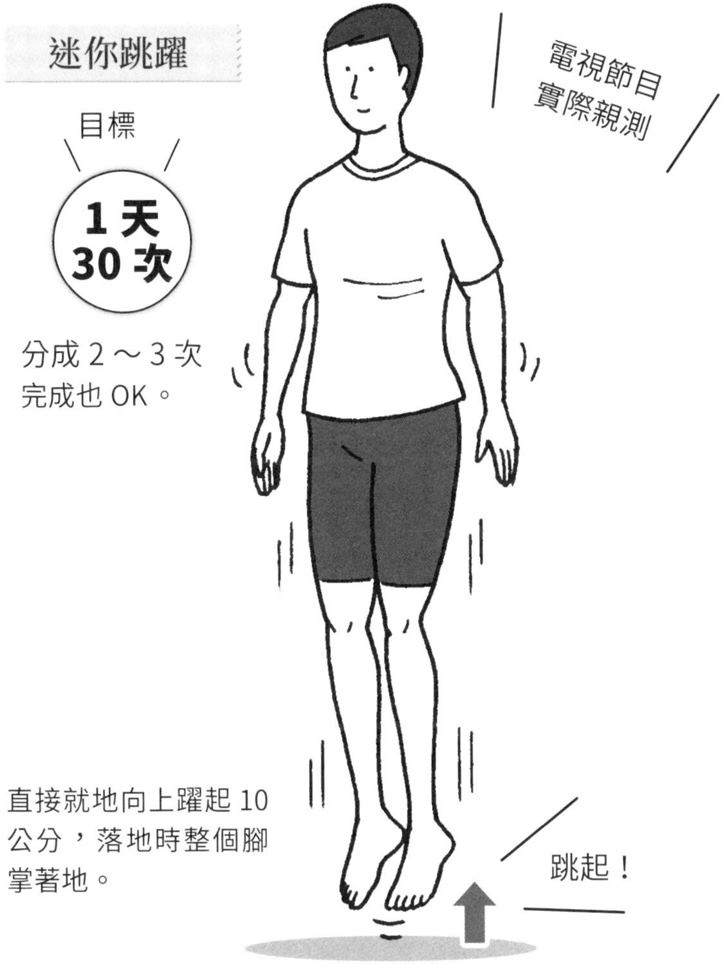

目標
1天
30次
分成2～3次
完成也OK。
電視節目
實際親測
直接就地向上躍起10公分，落地時整個腳掌著地。
跳起！

雖然僅僅只是爲期兩週的實驗，但是E小姐已經感受到「爬車站的樓梯不會呼吸急促，體力也變好了」的變化。從一開始的A小姐到E、F小姐，她們都證明了年齡不是問題，**無論幾歲都能重獲並維持年輕及美麗**。

不過，有些體力不夠好的人，或許會覺得迷你跳躍及蹬腳跟的運動有點吃力。再加上迷你跳躍會對地板造成較大的衝擊，不是每個地方都能進行。

所以，這裡要推薦一個更輕鬆、有效率的運動，也就是「**蹬腳跟**」。方法就是當場抬高雙腳的腳跟，然後再一口氣落地即可。每天大約進行三十至五十下，分成幾次完成都沒有關係。如果以每下兩秒來計算，**每天僅僅只需進行六十至一百秒的骨力訓練就可以了**。

蹬腳跟對腳跟施加的重力大約是3G，如果是體重六十公斤的人，腳跟就會承受三倍的一百八十公斤公斤。順道一提，雲霄飛車的重力大約是4到5G。

我們的骨骼每天都在汰舊換新，即使只是一點點，也需要持續增加骨鈣素的分泌量，這是很重要的事。

現在就來馬上逆轉你的老化時鐘吧！

鍛鍊骨力

隨時隨地，簡單有效，強化骨質！

目標

1天 30次 ×3

電視節目實際親測

原地踏步

錯開時間進行吧！

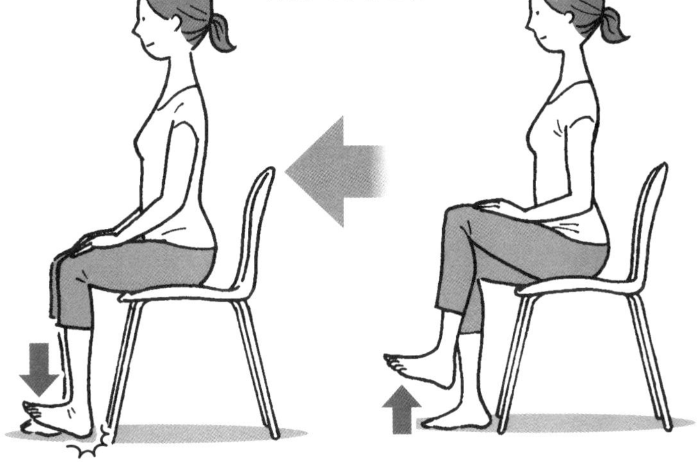

抬高腳尖。

撞擊腳跟！

1 坐在椅子邊緣，抬頭挺胸，抬起一隻腳。

2 讓腳跟一口氣落地。（左右各一次）

活化青春之本「骨鈣素」！

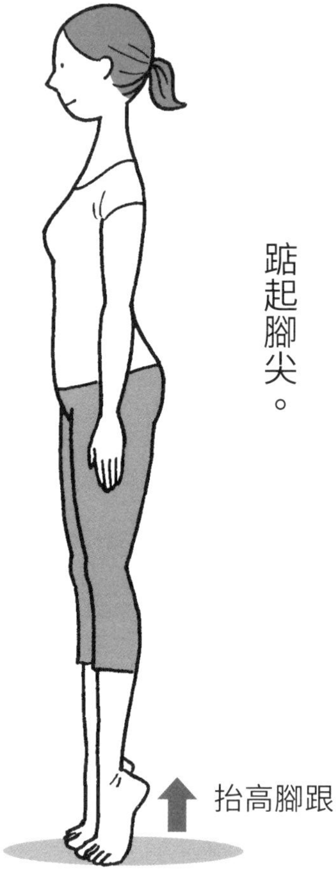

1

抬高雙腳的腳跟，腳尖著地。

鍛鍊骨力

衝擊「腳跟」，刺激「骨代謝」！

蹬腳跟運動

目標

1 天 30 ～ 50 次

分成幾次完成都 OK。

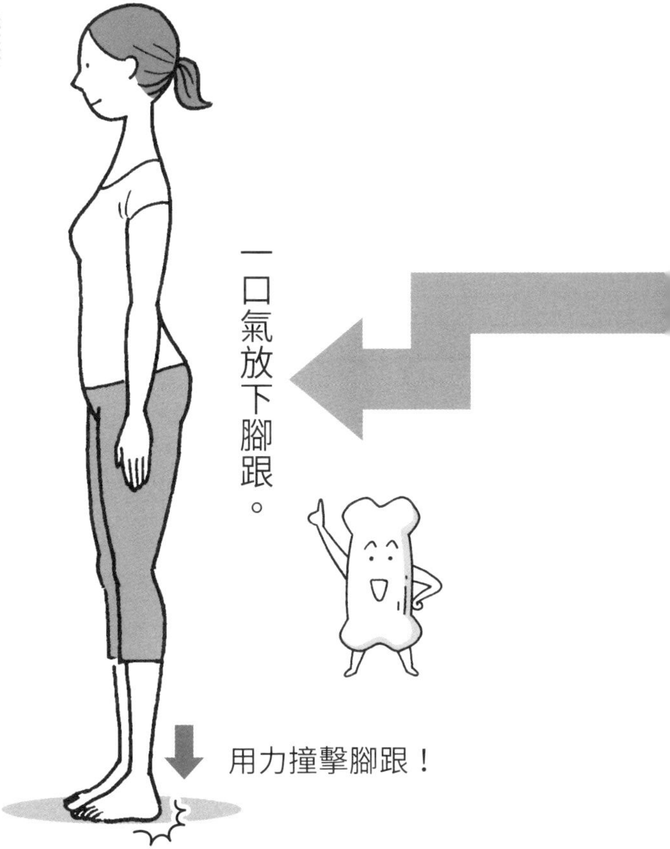

2 放鬆力氣，讓腳跟著地。

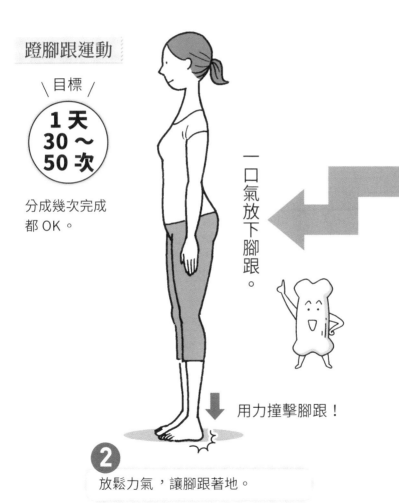

相同歲數，但「身體年齡」竟差了三十三歲？

許多同齡的人，有的人看起來十分年輕，有的人看起來就比較蒼老。造成這個差別的原因不是實際的年齡（足歲），而是**「身體年齡」（生物學年齡），它才是決定外表看起來年輕或老化的關鍵**。

每個人的老化程度差異甚大，早衰的人可能三十歲左右，身體年齡就開始加速老化了。**即使實際年齡相同，老化程度也可能出現親子般的差距**，在國外甚至曾經出現過身體年齡相差三十三歲的報告（《但尼丁研究》，二〇一五年）。

這項研究主要以二〇一一年當時年滿三十八歲的千名男女爲對象，對他們進行從二十六到三十八歲長達十二年的追蹤調查。

結果發現，雖然大家的實際年齡都是三十八歲，但有的人身體年齡年輕得像二十八歲，有的卻老到像六十一歲。

研究者是以心肺、肝、腎、血壓、膽固醇、牙齒健康及端粒等十八種生物指標（biotic indicator）來衡量身體年齡。

端粒（telomere）存在於眞核細胞染色體DNA的末端，會隨著年齡增長，在每一次的細胞分裂中變得短少。當端粒縮短超過某個限度之後，細胞便會停止分裂，然後停在老化的狀態、不再更新爲新生細胞，也因此端粒又被稱爲「生命的回數票」。

一般來說，身體年齡與實際年齡的差距大約在正負二到三歲之內，但有人將身體維持得極爲年輕，有人卻早早就大幅衰老。

此外也發現，身體大約從二十五歲之後就開始老化。身體年齡提早老化的人，不只體能狀況會有問題，很可能連認知功能也開始出現低下的徵兆。

同時，從這項研究中也可得知，每個人每年的身體年齡老化速度也有極大的差距。

身體年齡只有二十八歲的人，從二十六到三十八歲的十二年間，身體年齡僅僅只增加了兩歲，等於每年只增加了不到零點二歲。而身體年齡相當於六十一歲的人，在十二年間就老了三十五歲，等於每年身體年齡都增加了將近三歲。

這項研究也證明了**外表看起來越衰老的人，體內老化的狀況也越嚴重**。研究人員將這些觀察對象三十八歲時的照片拿給學生看，讓他們猜測對方的實際年齡，結果發現身體年齡提早老化的人，外表也看起來比較衰老。

身體年齡提早老化與一直保持年輕的人，這兩者之間的差別在哪裡？

這項研究並沒有明確指出實際原因，但我認為應該跟「骨力」有很深的關係。

在衡量身體年齡的生物指標裡，並沒有骨質密度這項數值。不過，針對骨鈣素等骨骼荷爾蒙的研究也才十年左右，所以可能在當時並沒有受到重視。

不過近年來，關於骨骼的研究已取得了顯著的成果，也發現骨力與老化有著密切關係。

即使同年齡，「老化程度」卻天差地別！

以 1,000 名 38 歲男女為對象，
進行 26 到 38 歲長達 12 年的追蹤調查。

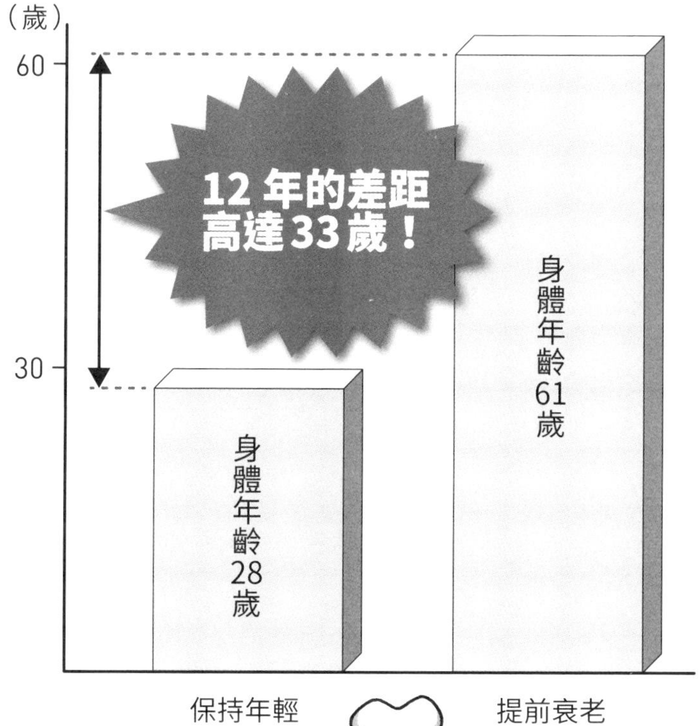

（歲）
60
30
12 年的差距
高達 33 歲！
身體年齡 28 歲
身體年齡 61 歲
保持年輕
提前衰老

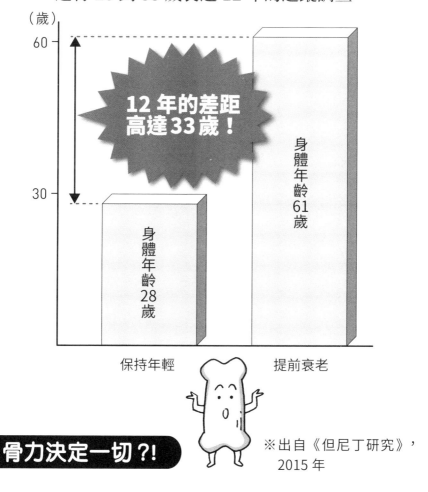

骨力決定一切？!

※出自《但尼丁研究》，2015 年

坐著的時間越長，老化的速度越快

據說，當人處在太空的環境裡，老化的速度會比在地球上快十倍，因為太空是無重力的狀態。

由於骨骼在無重力空間裡不需要支撐體重，因此只要在太空裡滯留半年，骨量就會減少十％，等於短短一個月就流失了高齡者一年份的骨質量。

因此，當太空人需要長期滯留在太空，就必須每天利用特殊機器進行兩小時的訓練，以維持骨骼及肌肉的功能。即便如此，當他們回到有重力的地球時，還是必須經過一段時間的恢復期，否則可能連路都沒辦法好好走。

接下來還有更令人吃驚的事：我們在日常生活當中，也養成了如同生活在無重力空間的壞習慣，加速身體的老化。

那個壞習慣就是辦公室工作這類「長期久坐」的生活型態。

比起一天坐不到四小時的人，每天久坐八到十一小時的人會增加十五%的死亡風險，十一小時以上更會增加到四十%。這是澳洲某個研究機構針對其國內二十二萬名四十五歲以上的男女，進行為期三年的追蹤調查所獲得的研究結果。

英國更是領先全球於二〇一一年發布健康指南，建議將坐在辦公室的時間減少二到四小時，還必須不定時站起來或四處走一走。

最近，日本有越來越多企業引進站立辦公的工作方式，也跟這樣的世界趨勢有關係。或許是源自勤勉的民族性，根據統計，日本人坐在辦公桌前的時間遙遙領先全球，長達七到九小時，美國及澳洲大約只有四到五小時。

長時間的辦公室工作不只會縮短壽命，更會提高糖尿病、癌症、心臟疾病及腦中風等疾病的風險。

腳部的肌肉，與全身的代謝機能息息相關。

當我們站立或走路時，腳部的肌肉收縮會將血糖及中性脂肪從血管帶進肌肉細胞轉換成肝醣，為身體提供源源不絕的能量，同時促進新陳代謝。

但是，一旦長時間久坐，新陳代謝的功能就會停滯，讓熱量無法消耗，最後累積在腹部。此外，當血液中的血糖及中性脂肪過多，血液就會變得濃稠，導致血流阻塞、繼而引發循環障礙，提高糖尿病等等的發病機率。

這種因爲肌力衰退而造成的健康障礙，也是太空人最大的煩惱。無重力環境所造成的另一個問題，就是「骨量的減少」。事實上，目前已明確得知**長時間的辦公室工作也會造成骨量減少的問題**。

支撐身體的骨骼及肌肉彼此間會互相影響。近年來，研究者開始懷疑肌肉的衰退與骨力變差有很大的關係。

只要骨骼還在不斷地進行活動，骨骼荷爾蒙就會持續分泌，維持全身的青春活力。**骨骼荷爾蒙可以增加肌肉量，還具有促進代謝的功能**。但是，一旦身體停止活動，大腦就會判斷沒有必要繼續保持年輕的狀態，從而停止骨骼荷爾蒙的分泌。

如果一整天大部分的時間都坐著，骨骼荷爾蒙就會斷絕，讓骨量變得越來越少，造成肌力的衰退。

最好的運動就是「多多活動」。如果是辦公室工作，最好可以每三十分鐘到一

「坐太久」會加速老化

危險度等同處在無重力空間的太空人？

辦公室工作

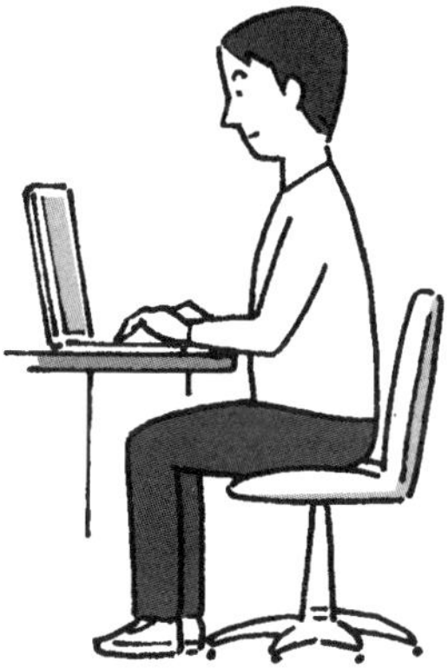

骨骼荷爾蒙
分泌低下！
流失骨量及肌肉！

太空人

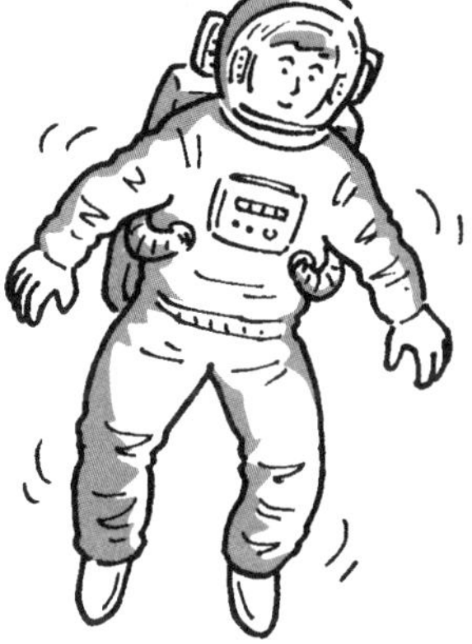

老化速度
比地球快 10 倍！
半年骨量就
減少 10%！

對策：

每 30 分鐘～ 1 小時休息一下→多多活動身體。
推薦蹬腳跟運動！

小時就休息一下，多多活動身體，這一點非常重要。在我們從椅子上站起來或是四處走動時，無論是骨骼或肌肉都會承受不少的重力，然後變得更加活性化。

要是眞的沒時間休息，可以坐在椅子上做做蹬腳跟或踏步的運動。若是再搭配腳尖上下活動或伸直膝蓋抬腳等伸展小腿的運動，對於活動肌肉就更有效果。

燃燒脂肪、提升免疫力，最強的回春物質

健康的骨骼，還能維持內臟的年輕活力。因爲骨骼會控制內臟的運作，促進人體回春，而掌握這個關鍵的就是「**骨細胞**」（Osteocytes）。

骨細胞是成熟骨組織中的主要細胞，能促進骨骼的新陳代謝，同時也是感知重力及衝擊的感應器。

全身的骨細胞會長出許多突起，將彼此聯接到相鄰的骨細胞，形成網狀的結構。這個網狀結構可以敏感地偵測到重力及衝擊所帶來的微妙震動，打開人體的回春開關，促進骨骼代謝、增強骨量。同時，骨骼荷爾蒙（骨鈣素）也會跟著分泌，活化全身的臟器。

骨鈣素是由美國哥倫比亞大學的傑拉德．卡森帝（Gerard Karsenty）博士的研究團隊於二〇〇七年所發現。卡森帝博士認爲：「**骨鈣素是世上最厲害的回春物質。只要骨骼一直維持健康，內臟就能一直保持年輕活力。**」

之後的十年，全球各地對骨骼的研究越發深入，進而發現了骨鈣素以外的其他骨骼荷爾蒙。人體全身約兩百多塊的骨骼，它們並不只是鈣質的集合體，同時也是內分泌器官，能夠分泌出讓人體保持年輕及美麗的物質。

骨鈣素也具有各種健康效果。首先，它能影響大腦的神經細胞，改善認知、記憶功能，還能維持心臟、血管的健康，預防動脈硬化，降低罹患心肌梗塞及腦中風的機率。

此外，骨鈣素也能影響胰臟，促進胰島素的分泌，抑制血糖值上升。胰島素是胰臟所分泌的荷爾蒙，能讓血液中的葡萄糖（血糖）進入肌肉等細胞裡作爲能量來源使用，或是轉換成脂肪儲存起來。

它也能提高肝臟機能，控制內臟脂肪的儲存，預防脂肪肝。

其他還有促進小腸吸收營養的能力、增加睪丸激素並提升男性的生育力、製造

最強回春物質「骨鈣素」

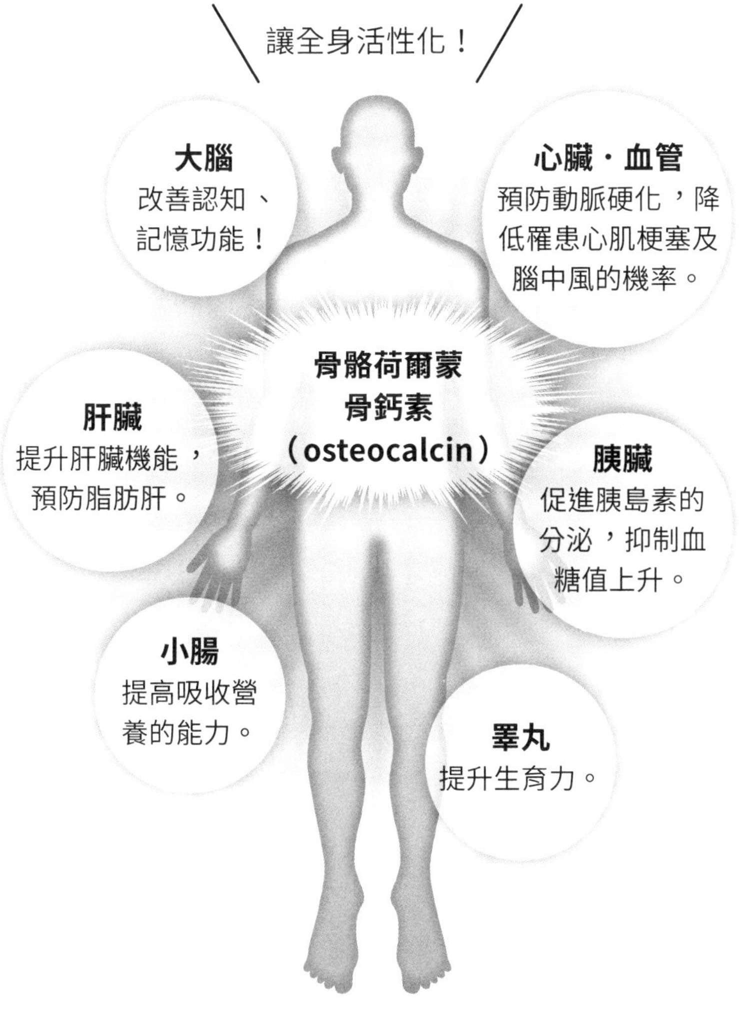
讓全身活性化！
大腦
改善認知、
記憶功能！
心臟・血管
預防動脈硬化，降
低罹患心肌梗塞及
腦中風的機率。
骨骼荷爾蒙
骨鈣素
（osteocalcin）
肝臟
提升肝臟機能，
預防脂肪肝。
胰臟
促進胰島素的
分泌，抑制血
糖值上升。
小腸
提高吸收營
養的能力。
睪丸
提升生育力。

出類似膠原蛋白的骨膠原（蛋白質），爲肌膚帶來彈性、提升肌肉的熱量消耗……等等各種功能。

同時，它也能適當地控制脂肪代謝及維持並提升免疫力。

每天只需要進行一百秒的蹬腳跟運動——只要這樣就能讓骨鈣素的分泌變得活躍，進而促進肌肉的熱量消耗、縮小累積內臟脂肪的脂肪組織、抑制脂肪的堆積。

在所有減肥方法當中，這應該是最輕鬆也最確實的方法了。

免疫力的提升，同樣也是骨骼荷爾蒙「骨鈣素」的功能之一。免疫力可以預防並治癒疾病，而且，免疫力也是預防臉部老化及美顏對策不可或缺的力量。

它能讓肌膚不受到紫外線、激烈的溫差變化及大氣污染等有害物質的侵害。

免疫力一旦低下，就很容易引起濕疹及皮膚炎，也會爲肌膚帶來粗糙、皺紋、黑斑、雀斑及暗沉等侵襲。

免疫力低下代表血液循環的狀況開始惡化，肌膚無法充分獲得必要的氧氣及營養素，因此會引起各種肌膚問題。一旦骨量減少，骨細胞的運作就會停滯。這麼一來，肌膚及內臟都會開始衰退，全身一口氣開始老化。

無論幾歲，都能讓骨頭變得年輕強韌

身體的細胞每天都會一點點地汰舊換新，即使是已經成型的成人骨骼，每天也在重複「創造又破壞、破壞又創造」的過程。

骨骼無論到幾歲都能重新回春——請記得這件事。

我們的身體約有兩百多塊骨骼，是由三種細胞及骨基質所組成。這三種細胞是蝕骨細胞、造骨細胞及前面所提過的骨細胞。骨基質則主要由鈣質及膠原蛋白（骨質膠原）所組成。

●**蝕骨細胞**：融化骨頭進行破壞。約占全體的一%。

●**造骨細胞**：製造骨骼。約占全體的九%。

●**骨細胞**：控制蝕骨細胞及造骨細胞的司令台。剩下的九十%全部是骨細胞。

這三種細胞負責骨骼代謝（骨骼的新陳代謝，專業名詞是「骨代謝迴轉」）的功能。

首先，蝕骨細胞會貼附在骨頭表面，分泌酸性物質及酵素來融化老舊骨頭的鈣質及膠原蛋白，融化的鈣質會被血液吸收（骨吸收），再通過血管運送到全身。蝕骨細胞在完成工作後會自我消滅。

之後，造骨細胞會集中到因爲骨吸收所形成的陷窩內，分泌膠原蛋白這種造骨的材料，這些膠原蛋白會形成網狀組織變成梁柱般的結構，然後被漿糊狀的蛋白質填滿，再將血液中的鈣質等礦物質附著到上面成爲新的骨頭（骨形成）。

膠原蛋白在這裡就像大樓的鋼筋，鈣質就是混凝土。

造骨細胞具有非常重要的角色，它能分泌骨鈣素，維持身體的年輕活力。

作爲司令台的骨細胞主要負責促進骨骼的更新，它會將造骨細胞新造的骨頭

骨骼無論幾歲都能重新回春！

「5 個月・5 年」的骨骼代謝
——骨吸收 4 週，骨形成 4 個月

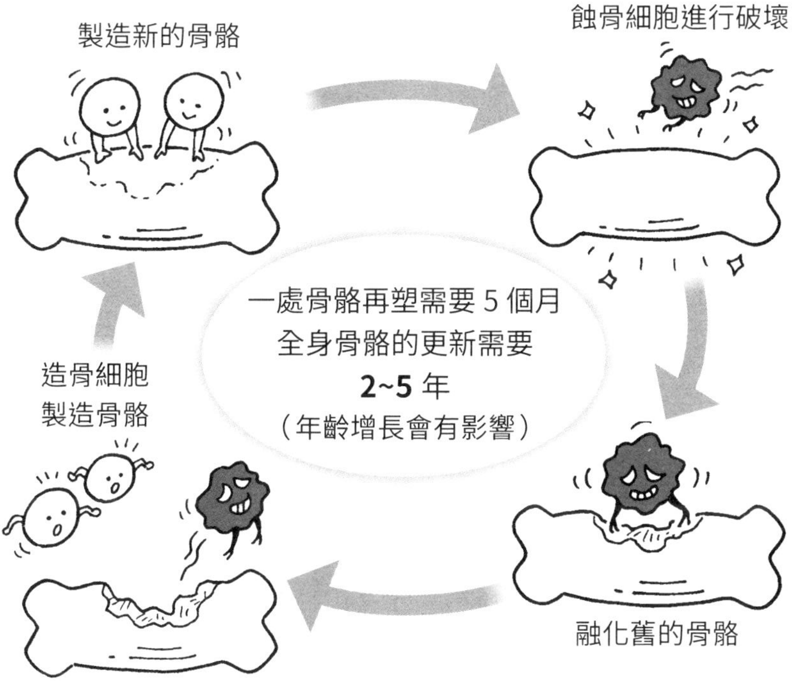
製造新的骨骼
蝕骨細胞進行破壞
一處骨骼再塑需要 5 個月
全身骨骼的更新需要
2~5 年
（年齡增長會有影響）
造骨細胞
製造骨骼
融化舊的骨骼

身體細胞每天都在一點點地汰舊換新！

腸
2~3 天

皮膚
28 天

血液
4 個月

「埋入」骨基質後予以變化，與造骨細胞藉由突起聯結在一起。

骨細胞一旦感知到衝擊，就會釋放出「強化骨質」的訊息，增加造骨細胞的數量。造骨細胞的數量一旦增加，骨鈣素的分泌量也會隨之增加。

除此之外，骨細胞還能溶解骨骼的鈣質，調整體內鈣質的濃度。

骨細胞還會分泌「抑硬素」（sclerostin）這種物質來抑制造骨細胞，以免過度製造新骨。接受指令的造骨細胞，一部分會變成骨細胞，剩下的會轉移至骨表面暫停活動。骨細胞會保持骨骼的適當數量，它會從對衝擊的感知來決定要不要製造新的骨質。

骨吸收→骨形成→暫停。骨骼就是透過這一連串的循環來進行骨骼代謝。這就是「骨質再塑」（remodelling）。

骨吸收的期間大約四週，骨形成大約四個月，一處骨骼的再塑需要五個月左右。因此，全身骨骼的更新需要二到五年。

青春期後半，骨形成的速度會遠高於骨吸收，因此骨頭會變得更粗更大。來到骨量到達巔峰的成人期，就會形成良好的平衡，維持骨骼的健康。

進入三十歲之後，這個平衡會慢慢逆轉，骨吸收的速度會逐漸變快。也就是說，骨量會逐漸減少，骨力也開始衰退。

除了年齡增長，破壞骨骼代謝平衡的還有過度減肥及鈣質不足。這部分會在後面的第三章詳細介紹。

讓骨骼活性化，重獲年輕、強韌及美麗吧！

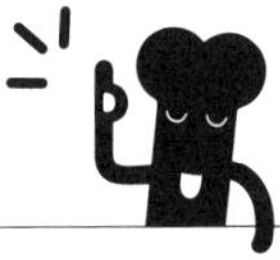

第 2 章

骨頭能增強年輕的根源力

——記憶力、肌力、精力

光「刺激腳跟」就能提高記憶力？

記憶力、肌力、精力以及免疫力——這四種能力自古就是左右人類生存的重要因素。

記住食物所在之處的記憶力，捕獲獵物的肌力，留下子孫的精力，還有不輸給疾病、能治癒傷口的免疫力。這些是維持生命所必須的「年輕的根源力」。不管時代如何變化，本質都不會改變。無論是從前或是現在，爲了在生存遊戲當中勝出，年輕是絕對必要的條件，而這四種能力會受到骨骼荷爾蒙巨大的影響。

就如前面所述，造骨細胞能分泌出身爲骨骼荷爾蒙的骨鈣素，維持身體的青春活力。如果作用於大腦，就能夠提高記憶力。

骨骼荷爾蒙能提高「年輕的根源力」！

骨骼所分泌的最強回春物質
——骨鈣素的魔法能力

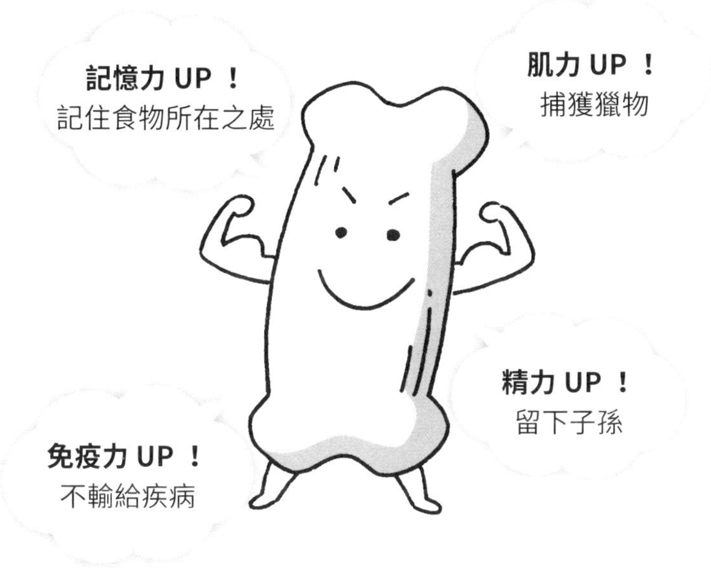
記憶力 UP ！
記住食物所在之處
肌力 UP ！
捕獲獵物
精力 UP ！
留下子孫
免疫力 UP ！
不輸給疾病

推薦運動 ⟶ 蹬腳跟運動（衝擊腳跟）
推薦食材 ⟶ 納豆（維生素 K・參照第 120 頁）
分泌場所 ⟶ 造骨細胞

造骨細胞釋放到血液中的骨鈣素，會順著血流運送到大腦，然後到達海馬迴（hippocampus），再對腦神經細胞釋放「提高記憶力」的訊息。

海馬迴由其形狀而得名，是負責記憶及學習能力的區域。腦神經細胞藉由樹枝般分岔的複雜突起與別的細胞聯結，形成大腦神經網路（network）。

骨鈣素就具有活化神經網路、提高記憶力的功能。

前面曾經說過，只要我們還在不斷地活動，骨骼荷爾蒙就會一直分泌，保持身體的年輕狀態，最簡單的方法就是對腳跟施加衝擊的「蹬腳跟」運動。

如果最近變得容易忘東忘西，就一定要試試「蹬腳跟」。它同時也能改善認知機能，預防老人癡呆症。

骨鈣素打造「代謝良好的易瘦體質」

當骨鈣素作用於肌肉，會發生什麼狀況？我們經由飲食攝取的糖分及儲存在體內的脂肪，會被更有效率地轉化成活動的能源（專業名詞是「糖代謝」及「脂肪代謝」）。

「基礎代謝率」是人體重要器官運作時所消耗的最低熱量，即使是睡眠期間，呼吸及心跳也會消耗能量。就算完全不動，經由飲食所攝取的卡路里也會被用於基礎代謝，因此**代謝率越高，身體就越不容易變胖**。

代謝所需要的大多數能量，都被肌肉消耗了。**肌肉量越多，消耗的熱量越多，新陳代謝也會更活躍**；如果肌肉量減少、肌力變得衰弱，新陳代謝也會變差。

最重要的是，**骨鈣素具有增加肌肉量、提高肌力的功能**。由此得知，骨鈣素具有促進熱量利用、提升肌力的能力。

肌力也會隨著年齡的增長而逐年下降，一般人通常在二十幾歲時肌力達到高峰，三十歲以後便逐漸降低，每十年減少約五到十%。

當肌肉量減少、肌力變差，運動能力自然也跟著變弱。爲了將來不至於癱瘓而臥床不起，最好從現在開始就進行蹬腳跟等運動，積極進行骨力鍛鍊。

骨鈣素也有提高生育能力的功能，可以增加睪丸製造精力的男性荷爾蒙「睪丸素」（testosterone）。根據研究，一旦缺乏骨鈣素，會減少五十%的精子數量，對於孩子的出生數量也會有影響。

雖然目前還在白老鼠的實驗階段，但是當研究者讓無法分泌骨鈣素的公老鼠與正常的母老鼠交配，相比功能正常的老鼠配對，牠們懷孕的頻率不但降低，每次懷孕所生下的子鼠數量也更少。由此可知，藉由蹬腳跟等運動來活化骨鈣素分泌是多麼重要的一件事。如果骨鈣素分泌能夠活性化，或許就可以重振男性的雄風了。

後面會介紹增加骨骼荷爾蒙分泌量的飲食等等技巧，不過最快的方式還是「先運動，再食補」，這個步驟是增加並維持骨骼荷爾蒙的「絕對技巧」。

八十歲也能擁有「四十歲的驚人免疫力」

提高免疫力的骨骼荷爾蒙「骨鈣素」，其實是一種蛋白質。它也是由造骨細胞所分泌。

骨髓裡存在著可以分化成紅血球、白血球及血小板（血管受傷時的凝固作用）的細胞，也就是「造血幹細胞」（Hematopoietic stem cells, HSCs）。

當中負責免疫能力的是白血球，它能阻止病毒、細菌等外敵或異物侵入體內，是守護身體的免疫防線。白血球當中含有淋巴球等多種免疫細胞，互相透過精密的合作消滅外敵及異物。

舉例來說，自然殺手細胞（Natural killer cell, NK）會順著血流在體內巡邏，一旦發現癌細胞就立刻發動攻擊。

人體的免疫細胞分成「發現外敵便發出攻擊指令的細胞」，以及「主要進行攻擊的細胞」，但是自然殺手細胞並不需要指令，一直努力地孤軍奮戰，也因此才被命名為「天生的殺手」（Natural killer）。

只要骨鈣素的分泌量增加，就能讓造血幹細胞的機能不斷保持活力，也能讓免疫細胞的數量維持與年輕時一樣的標準。

如果骨鈣素的分泌量減少，就會加速造血幹細胞的老化。一般來說，細胞會隨著年齡增長而老化。但是，經過研究發現，**造血幹細胞的老化不是因為年齡增長，而是因為骨鈣素的減少所造成的**。

高齡者的死亡原因有很大部分是肺炎等感染症。隨著年齡增長，骨鈣素的分泌會不斷減少，導致免疫力下降，也因此削弱了對抗外敵及異物的力量。

免疫力與身體的年輕狀態有關係，若是能藉由骨骼荷爾蒙重獲年輕及活力，就能重新喚醒免疫力的力量。許多八十歲以上的長壽老人，通常都擁有不輸給中年人的免疫力。因此無論幾歲，都能重新喚醒人體的骨力及免疫力。

降低高血糖，不怕糖尿病

骨骼荷爾蒙不僅能增強「年輕的根源力」，從許多研究來看，它也能促進人體各種器官的活化。

舉例來說，骨鈣素能提高胰臟的機能，促進降血糖荷爾蒙胰島素的分泌，進而改善血糖值，預防中年發福及糖尿病。相反地，一旦骨鈣素不足，就會造成慢性血糖上升，變成容易發胖的體質。

我們從飲食中獲取的糖分會變成葡萄糖被釋放到血液中，呈現出來的數值就是血糖值。當血糖值急速上升，胰臟所分泌的胰島素就會將葡萄糖作爲燃料運送到全身的器官。

胰島素主要是影響肌肉及肝臟的脂肪細胞，沒有被身體當作燃料消耗的多餘葡葡糖會被轉化爲脂肪，儲存在脂肪細胞裡，以此調節血糖高低及能量的運用。

一般都說「中年發福是卡路里的攝取超過了身體的消耗量」所導致，但是如今看來反而是高血糖的影響比較大。

肥胖是多餘的葡萄糖被轉為脂肪儲存所造成的結果。因此，我們不可輕忽血糖值急速上升的狀況，因爲大量分泌胰島素會造成胰臟的疲勞，而過度疲勞的胰臟會無法製造足量的胰島素，讓調節血糖的效率變差。這種胰島素功能下降、人體細胞對胰島素的敏感性降低的現象就叫「胰島素阻抗」（Insulin Resistance, IR）。

一旦出現這種症狀，就會變成血糖值居高不下的「高血糖症」，長期處在這種狀態更會提高糖尿病的風險。

糖尿病被稱爲「萬病之源」，會引起各種併發症，特別是微血管的病變及動脈硬化等血管問題。當狀況惡化下去，就會造成大腦及心臟血管阻塞，引發中風、心肌梗塞等疾病。

由此可知，活化骨鈣素（骨骼荷爾蒙）的分泌可以減少非常多的風險。

近來發現有許多骨鈣素分泌量過少的人，會出現高血糖的問題，也有很多骨鈣素分泌能力衰退的骨質疏鬆症患者，都有高血糖的問題。

眞正的原因目前還不清楚，很可能是因爲糖分容易與蛋白質產生反應的緣故。

如果高血糖的狀態一直持續下去，就會造成「糖化」現象，體內多餘的糖分會與細胞等蛋白質結合，產生的生理反應會讓細胞失去製造能量的功能，成爲細胞老化的元兇。

由於骨骼裡也含有蛋白質，所以可能會造成骨鈣素分泌的低下。高血糖會減少骨鈣素，骨鈣素的減少又會造成高血糖——在陷入這種負面循環之前，最好事先想好應對方式。這件事一點也不難，只要對腳跟施加衝擊，也就是每天做一百秒的蹬腳跟運動就好。

「蹬腳跟」——一週就有效果

只需進行一週的蹬腳跟運動，光是這樣就能增加骨鈣素的分泌，改善高血糖。

在健康指標當中，最需要注意的就是「糖化血色素」（HbA1c），這個數值可以讓人了解過去一至兩個月的血糖控制情況。「糖化血色素」是由紅血球中的血色素與血液中多餘的葡萄糖結合而形成。血色素是一種大量存在於紅血球中的蛋白質，具有搬運氧氣到全身各處的功用。

一旦「糖化血色素」的數值高於六點五%，就要強烈懷疑可能罹患糖尿病，一般的正常值是五點六%以下。

糖尿病是國民病，日本的糖尿病患者占了總人口的將近一成，是世界數一數二的糖尿病大國。包含高風險群在內，大約五人中就有一人是高血糖症。如果能更加推廣骨力鍛鍊，就能對預防及消除糖尿病有所貢獻。

其實，**經過事實證明，蹬腳跟也有降低糖化血色素數值的效果**。

我曾在NHK的《健康好吃驚》（二〇一七年二月十五日）節目中進行過實驗。在這個節目裡，我讓六位分別是五十幾歲、六十幾歲、七十幾歲的男女來賓，進行一天三十次（不到一百秒，只有六十秒）、爲期一週的蹬腳跟運動。

這六位的骨質密度都正常，只是骨鈣素分泌不足，造成糖化血色素過高。

結果，六個人當中有五位的骨鈣素分泌量都增加了。其中三位增加了十%，一位六十一歲的男性增加了一百八十七%，另一位七十三歲的女性則增加了三十三%。

雖然沒有人降到正常範圍之內，但是所有人的糖化血色素都降低了。

光是一週的實驗，就讓所有人都出現了改善的狀況，可以證明蹬腳跟運動確實有效果。

「蹬腳跟」——消除老化元兇「活性氧」

骨骼荷爾蒙具有消除老化物質的能力。近年來得知，**骨鈣素可以消除抗老的最大敵人「活性氧」**（Reactive oxygen species, ROS）。

人體透過飲食攝取的糖分及脂肪會經由呼吸吸入的氧氣燃燒，然後在體內產生熱量。在這個過程中，吸入體內的氧氣會有少部分被活化，變成活性氧，就像燃燒過後所產生的殘渣。

如果體內產生過多的活性氧，細胞會因氧化作用而受到傷害，導致機能受損，這種狀態就叫「氧化壓力」（oxidative stress），與糖化並列爲讓細胞老化的元兇之一，因此可以說「**老化就是細胞糖化及氧化所造成的現象**」。

氧化會讓細胞像金屬那樣「生鏽」，當細胞中的遺傳因子因爲氧化受損，就會引發癌症；如果傷害到血管細胞，就會造成動脈硬化；若是胰臟的細胞氧化，便會提高糖尿病的風險。

就像這樣，活性氧基本上與生活習慣病等九成的疾病有深刻關聯。

活性氧原本是被製造出來阻止外部對身體的攻擊，強力的氧化作用可以殺死病毒及細菌，並且防止有害物質侵入體內。但是，一旦過多就會對人體造成傷害。

例如紫外線就是有害物質的一種，過度接觸會產生大量的活性氧，造成表皮細胞「生鏽」，以致出現黑斑及細紋，加速身體老化。

氧化會削弱細胞製造及消耗能量的能力，導致基礎代謝低下，身體容易變得肥胖。

不過，人體內其實存在著可以將活性氧無毒化的「超氧化物歧化酶」（SOD），但它的分泌量會在四十歲前後開始減少，因此需要藉由飲食來補充。

需要吃哪些食物會在第四章介紹。蔬菜及水果中所富含的維生素A、C、E，以及多酚等植化素（phytochemical）都是抗氧化物質，可以消除活性氧。

骨鈣素更能取代四十歲前後減少分泌的超氧化物歧化酶，發揮出更強大的消除功能。

「蹬腳跟」——只要做這個運動就能獲得絕佳效果。

解除讓身體衰老的疲勞

人的一生會有「衰老期」，就是身體急速衰老的時期。首先就是本書的主題「骨力衰退期」，然後是「身體容易疲勞，無法恢復體力」的時期，最後是「中年發福」的時期。

骨力衰退、疲勞、肥胖——這三個狀況代表身體進入急速老化的狀態，然後就會像本書前面所說的，身體開始出現各種老化現象。

如果是男性，很可能一次就得面臨「三重衰退」。

女性的話，大多隨著三十幾歲、四十幾歲、五十幾歲的順序，逐漸陷入這些危機。

身體的疲勞，是由調節心臟、肝臟及血管等器官活動的自律神經失調所引起。

過去曾認爲「疲勞是運動時肌肉中所增加的乳酸所造成」，但這個論點已在十年前被否定了。

自律神經是由白天活躍、幫助人們面對各種活動的「交感神經」，與夜晚活躍、幫助人們放鬆的「副交感神經」所組成，不規則的生活及壓力會造成自律神經失調，導致體內器官出現各種問題。

這裡就來簡單說明一下疲勞與自律神經的關係。

當我們運動的時候，交感神經會變得活躍。此外，長時間的辦公室工作所造成的壓力、過度集中精神、電腦螢幕的電磁波等等的影響，也會讓交感神經一直處在亢奮狀態。

過度亢奮的交感神經細胞會製造大量活性氧，對細胞造成傷害，便導致疲勞。

引起疲勞的是一種叫做「疲勞因子FF」（Fatigue Factor）的蛋白質。

當細胞因爲氧化受到傷害，經由細胞所進行的營養吸收及排除老舊廢物的運作效率就會變低。這裡的老舊廢物，是細胞在吸收營養素及分解有害物質的過程中所產生的二氧化碳、尿素及腸氣等體內垃圾。當老舊廢物增加，疲勞因子FF也會隨

1杯「熱牛奶」和 7小時的「優質睡眠」能幫助消除疲勞！

牛奶所含的鈣質具有
放鬆效果，能活躍副
交感神經！

晚上喝熱牛奶

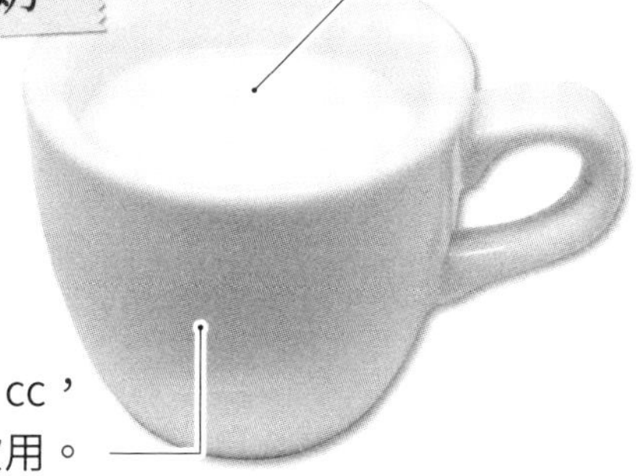

一杯約200 cc，
睡前一小時飲用。

含有豐富的維生素C，
可以鎮定因不安及焦躁
而亢奮的交感神經。

白天喝葡萄柚果汁

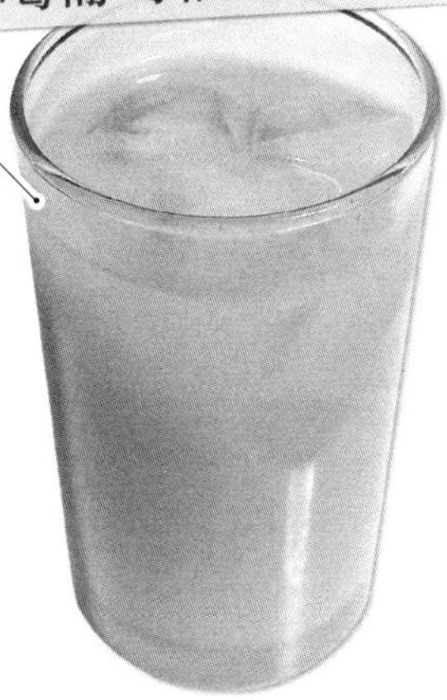

為什麼要睡7小時？
免疫細胞的主角淋巴球，通常在副交感神經活躍的睡眠期間製造。調整自律神經的平衡、提升免疫力需要7個小時。

之增加，然後向大腦發出訊號，人體便會感到疲倦。

如果想要擺脫容易疲勞及無法恢復體力的狀態，除了要**抑制活性氧的產生**，也要努力**維持自律神經的平衡**。

自律神經是支持生命活動的重要系統，會主動調節呼吸、血液循環、食物消化等身體的運作。

骨骼荷爾蒙（骨鈣素）對自律神經也有影響。

由於自律神經與熱量代謝有關，所以可以活化代謝。只要代謝活化了，身體狀況就會變好，也就更容易擺脫疲勞。

增加「長壽賀爾蒙」的食物——番茄、蘋果

隱藏在骨鈣素裡的超級力量還有非常多。例如，它可以促進「脂聯素」（Adiponectin）這種「長壽荷爾蒙」的分泌。

人體的脂肪細胞會製造及分泌一百種以上用來調節身體機能的脂肪激素（Adipokines），其中之一就是脂聯素。**脂聯素分泌量較多的人，體質比較不容易生病**，健康的高齡者體內也證實了有較多的脂聯素。

脂聯素的功能十分類似荷爾蒙，它們的不同之處只在於製造的場所：脂聯素由細胞分泌，荷爾蒙則由器官分泌。脂聯素能夠幫助血管回春、避免動脈硬化，還具有預防、改善糖尿病等疾病的效果。

就如前面所說，動脈硬化就是血管的老化，再說得詳細一點，就是血管壁變厚、變硬，甚至出現動脈瘤的一種疾病。動脈硬化會導致血管破裂及阻塞，是引起腦中風及心肌梗塞等血管相關重大疾病的主因。

當血管出現堵塞，就會影響血液的流通，導致全身細胞無法獲得充分的營養及氧氣，還會妨礙新陳代謝的運作，讓身體失去年輕活力。

一般來說，內臟脂肪及皮下脂肪都會分泌脂聯素，內臟脂肪是堆積在腹部的脂肪，皮下脂肪則是聚集在腰部的脂肪。但是，當內臟脂肪累積過多時，會抑制脂聯素的分泌。

骨鈣素可以抑制脂肪堆積、促進脂聯素的分泌。只是，爲何內臟脂肪會控制脂聯素的分泌量，目前原因尚不清楚。

增加「長壽賀爾蒙」的食材

番茄能增加「長壽荷爾蒙」脂聯素！

含有抗氧化物質・茄紅素、植物性蛋白質（Osmotin），能促進脂聯素的分泌！

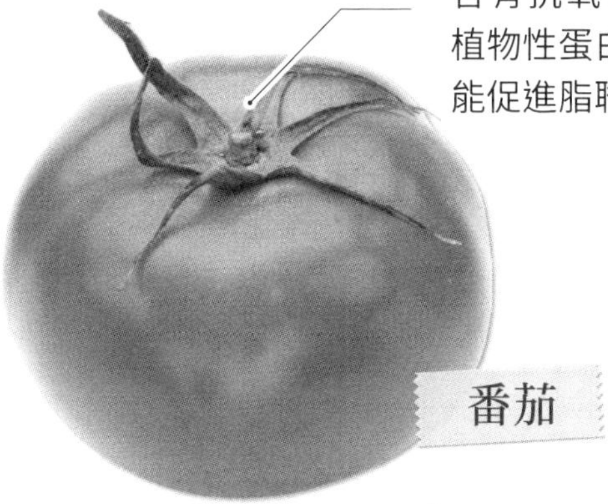

血管回春！

推薦的食物

蘋果、奇異果、桃子及櫻桃當中也很有豐富的植物性蛋白。

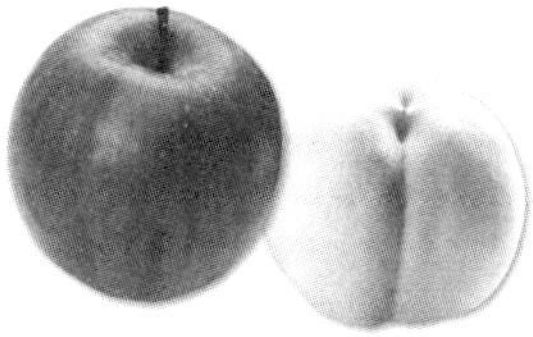

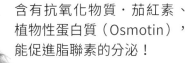

【脂聯素的功效】

- ◆ 促進內臟脂肪燃燒
- ◆ 避免攝取過多糖分
- ◆ 擴張血管
- ◆ 預防動脈硬化
- ◆ 降低罹癌風險

吃納豆能提高「骨鈣素」

骨鈣素有兩個種類，一種可以**強化骨骼**，另一種則能**提高年輕活力**，而無論哪一種都與維生素Ｋ息息相關。

人體的造骨細胞會分泌膠原蛋白，然後將血液中的鈣質填補進去形成新的骨骼。在這個過程當中，維生素Ｋ與骨鈣素具有非常重大的責任。

當體內的維生素Ｋ充足，就能活化骨鈣素，讓膠原蛋白留住骨骼中的鈣質等礦物質，加強骨質密度、增加骨骼的柔軟度及彈性。此外，維生素Ｋ也能幫助人體合成膠原蛋白。

當骨質被蝕骨細胞分泌的酸性物質（PH4～4.4）分解，會與維生素Ｋ結合爲具有活性的骨鈣素（Gla，γ-羥基麩胺酸），但是當中有兩成會脫離維生素Ｋ變成沒有活性的骨鈣素（Glu，麩胺酸），被稱爲「**Glu 化**」，這些 Glu 化的骨鈣素會被釋放到血液中。

Glu 具有多種功能，可以提高年輕活力。當人體開始製造新的骨骼時，新分泌出來的骨鈣素又會與維生素 K 結合，繼續強化人體的骨質。充足的維生素 K 能活化骨骼的新陳代謝，讓骨鈣素的 Gla 順利轉化爲 Glu。這個過程十分複雜及專業，這裡就不再做多的說明。

但是，如果人體處在缺乏維生素 K 的營養不良狀態中，Glu 化的骨鈣素就會增加以維持人體的年輕活力，這會讓骨骼衰弱，甚至導致大腿骨骨折。

因此，**我們需要積極攝取富含維生素 K 的食物**。維生素 K 可以預防骨質疏鬆及動脈硬化，也具有凝固血液的功能。

日本的成人男女每天需要攝取一百五十微克（mcg）的維生素 K[1]，不過人體

1 根據衛生福利部國民健康署發布的第七版國人膳食營養素參考攝取量，每日維生素 K 建議攝取量，臺灣成人男性為一百二十微克，女性為九十微克。

的腸內細菌可以自行合成維生素Ｋ，黃綠色的蔬菜水果也富含這種營養素，因此只要飲食正常就不用擔心出現缺乏的現象。

不過，這裡所制定的必需攝取量是針對血液凝固爲對象，若是針對骨骼製造，則需要兩百五十到三百微克。

如果想要活化骨鈣素，一天則需要大約五百微克的維生素Ｋ。

這只需要每天食用一盒納豆（四十克）及兩小碟菠菜就能補足。根據調查，平常就習慣吃納豆的人，每天都能攝取比其他人多兩倍的維生素Ｋ。

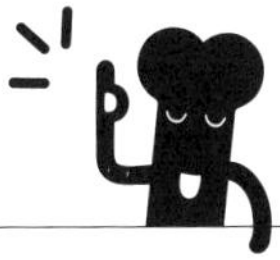

第 3 章

絕對不會骨質疏鬆的超級對策

一輩子都不會癱瘓的「防疏鬆妙招」

最近，有越來越多二十到三十多歲的女性出現骨質疏鬆的現象。尤其這個年齡層的女性特別熱衷減肥，很容易掉進危險的陷阱。一旦減肥過度，骨骼所需的營養素就會不足，進而降低維持骨骼正常新陳代謝的女性荷爾蒙分泌量。

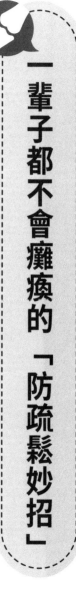

當骨量明顯減少、骨質密度低下——**以二十到三十多歲的女性為主，越來越多女性出現了「骨質疏鬆」的症狀。**

提到骨質疏鬆，就不得不提到骨骼結構變脆弱的病症——「骨質疏鬆症」。如果以爲這是高齡女性特有的疾病，那就大錯特錯了。

骨質疏鬆症並不是一種突如其來的疾病，出現症狀至少需要二十到三十年。如果二**十多歲的時候沒有儲存足夠的骨本，很快就會慢慢發生骨質流失的問題**，最後變成骨質疏鬆症。

骨質疏鬆症的「鬆」，具有物質脆軟、不緊密之意。當骨質流失，導致內部結構的孔隙變大、變「鬆」，就會造成骨質疏鬆的現象，進而惡化成骨骼結構脆弱的「骨質疏鬆症」，讓脊椎、腰部、股骨及手腳等部位的骨骼隨時處在可能骨折的危機之中。

女性通常在四十歲左右開始出現症狀，停經後會逐年惡化；**男性則在中年發福的五十歲前後**出現症狀。

健康的骨骼內部擁有支撐整體骨骼的骨小梁（trabeculae），縱橫交錯地形成海綿骨，進而維持骨骼的強韌及柔軟度。一旦骨質出現中空的現象，骨骼就會失去強韌及柔軟度。

骨質疏鬆症患者約占日本總人口的一成，也就是超過一千三百萬人，**當中有八成是女性**。包含高風險群在內，骨質疏鬆的人口就超過兩千萬人。近年來，骨質疏鬆症的高風險群有越來越年輕的傾向，四十歲以上的女性，十人當中就有一人以上進入高風險群的領域。所謂的高風險群，就是在不遠的將來，有很高的可能性會罹患骨質疏鬆症的人。

這群高風險群的平均年齡是五十五歲，她們的骨量很可能已經流失了最大值的七到八成。即使沒有那麼嚴重，也還存在著骨質密度趨向低下的二十到三十歲女性等「隱形高風險群」。加上這些人數，日本女性現在可以說是正在面臨「骨質疏鬆」的危機。而且因爲日本人的骨質密度原本就比外國人要低一成，所以容易罹患骨質疏鬆症。

男性也不能輕忽，五十歲之前的年齡層都屬於「遊戲世代」，他們比起上一個世代，幾乎很少在外面玩耍或進行活動身體的遊戲。

此外，我們身邊充斥著全是化學添加物的即食食品、加工食品及被稱作垃圾食物的零食，大多數時候都無法爲骨骼帶來營養及刺激，所以其實很難安心。

證據就是，現在的國中生骨折率是四十年前的二點五倍，而四十年前正好是電視遊戲開始大流行的時期。

肥胖、中年發福是「老化」的加工廠，也是生活習慣病的溫床。但是近年來，骨質疏鬆已經被視爲比它們還危險的問題。

「骨質疏鬆」會引發什麼危險症狀？

全身器官老化

身體容易變胖
胰島素分泌量減少會讓血糖值上升，導致容易發胖。

身體容易疲倦
骨髓中的造血幹細胞減少，讓運送氧氣的紅血球隨之變少，進而容易疲倦。

身體容易生病
製造白血球等免疫細胞的造血幹細胞減少，導致免疫細胞數量變少，造成免疫力低下。

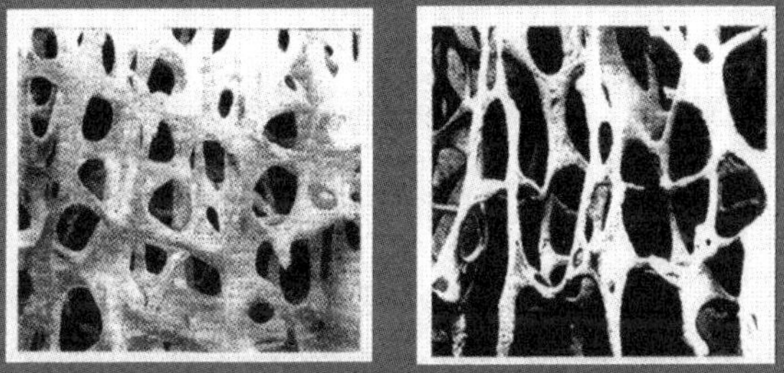

正常的骨小梁　　骨質疏鬆症

骨小梁是支撐整體骨骼的結構。

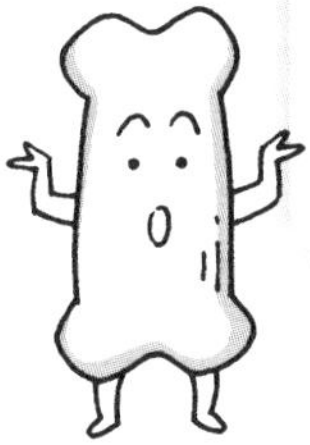

加速老化
全身器官功能變差。

引發老年癡呆
癱瘓所引起的運動不足、大腦缺乏刺激等狀況會提高失智症的風險。骨鈣素分泌低下也會造成認知機能衰退。

就如第二章所警告的，骨質疏鬆會造成易胖體質、容易疲累、無法抵抗疾病、加速老化、引發老人癡呆及所有生活習慣病等問題。雖然說得有點遲了，但骨質疏鬆症也是嚴重的生活習慣病。

不必經過骨質疏鬆症的診斷，我也能判斷**骨質疏鬆已成為超越癌症等的「最可怕的生活習慣病」**。骨質疏鬆症的終點就是「全身癱瘓」，造成女性癱瘓的最大原因就是骨質疏鬆症引起的骨折。因此，女性一定要特別注意，絕對不要罹患骨質疏鬆症。

現在你過著什麼樣的生活，會決定你未來骨骼的健康。製造健康骨骼的條件，就是「活化回春機能」及「擁有好的造骨材料」。想要活化骨骼的回春機能，最好的方式就是進行可以對骨骼施加衝擊的蹬腳跟運動。

強韌又有彈性的骨骼來自於好的造骨材料，而好的材料則需要均衡飲食及優良睡眠等生活習慣才能創造出來。此外，身體也需要保持柔軟性及平衡感，因此最好在日常生活中養成能提高身體素質的運動習慣。

簡單確認骨骼的健康度

女性骨量的多寡，可以從年齡及體重來推算。最簡單的方法就是運用「**FOSTA指標**」，不需要測量骨質密度，就可以輕鬆預知罹患骨質疏鬆症的風險，這個指標一共分為高度風險、中度風險、低度風險等三個階段。

這項工具是根據某一次在亞洲八個國家以八百名女性為對象進行的調查所開發出來的，雖然參與研究的對象是四十歲以上，但是也可以作為四十歲以下年齡層的參考。

這個指標顯示，**體重越輕的人，罹患骨質疏鬆症的風險越高。**根據一項針對一千一百位停經的日本女性所進行的調查，FOSTA指標「未滿負四」的人，有高達四成已經罹患了骨質疏鬆症。

不過這種運用 FOSTA 指標的方式，只能用來調查當下有多容易罹患骨質疏鬆症，以及患病的危險程度而已。即使被歸類爲高度風險，也不等於已經罹患了骨質疏鬆症。除了年齡與體重之外，骨質疏鬆症還與其他因素有著很大的關聯。

重要的是對於骨質疏鬆的自覺，越早發現骨質疏鬆的症狀，就越能盡快接受治療，改善骨質流失的問題。一旦到達骨質密度巔峰的二十多歲，可以事先調查自己的骨質密度，也就是骨本的儲存量，以備未來之需。

日本的整形外科、內科及婦產科（更年期門診）都能進行骨質密度檢查，主要針對脊椎及大腿骨進行檢測，費用大約是四千五百到五千日幣，四十歲之後可以在各個自治團體進行骨質密度檢查[2]。

家中如果有二十歲以下的小孩，當他們進入成長期，特別是**青少女進入女性荷爾蒙分泌高峰的青春期，是累積骨本的絕佳機會，所以絕對不能過度減肥。**

2 臺灣可在各大醫院的骨科、家醫科、婦產科以及各個骨科診所進行檢查，檢查費用約在六百至兩千元不等。

40 歲後要知道的「骨質疏鬆症」危機

女性專用的「FOSTA 指標」

年齡與體重相交處是目前的風險度

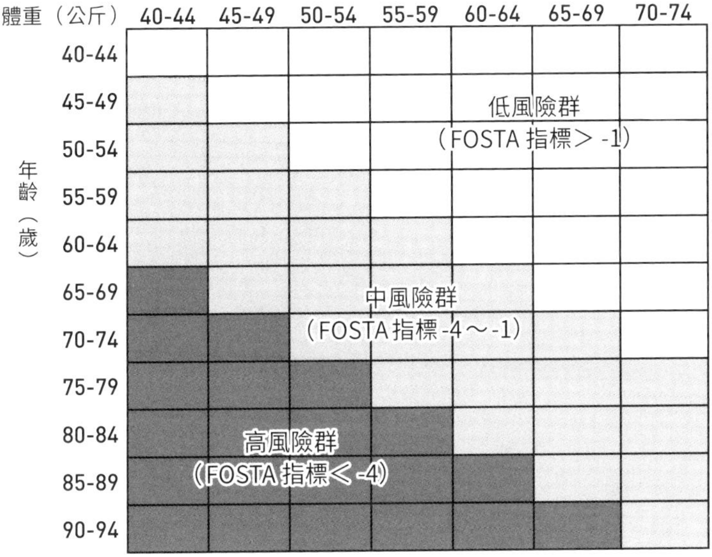
體重（公斤）
40-44
45-49
50-54
55-59
60-64
65-69
70-74
年齡（歲）
40-44
45-49
50-54
55-59
60-64
65-69
70-74
75-79
80-84
85-89
90-94
低風險群
（FOSTA 指標＞ -1）
中風險群
（FOSTA 指標 -4～-1）
高風險群
（FOSTA 指標＜ -4）

計算骨質疏鬆症的公式

[體重（公斤）－年齡（歲）]×0.2 ＝ FOSTA

例：42 歲，體重 52 公斤

[52 － 42]×0.2 ＝ 2（低風險）

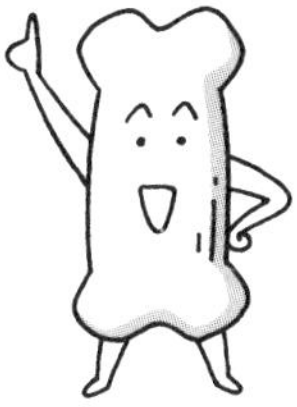

FOSTA 指標 ➡

未滿 -4 → 高風險群

-4 ～ -1 → 中風險群

-1 以上 → 低風險群

在到達骨質密度巔峰的二十歲時，可以進行一次篩檢性檢查，爲未來做好準備。

男性的話，一般來說雖然會出現姿勢不良等徵兆，但是因爲缺乏判斷的指標，所以很難有機會得知自己的骨質密度。但是，不要以爲沒有徵兆就沒問題了，**男性的骨質疏鬆症都是在沒有自覺的情況下逐漸惡化，這才是最恐怖的事**。

如果出現腰酸背痛等軀幹力量變差的自覺症狀，骨質很可能已經亮起了黃燈。軀幹指的是腹腔的位置，當中除了有胃部、肝臟及腸等重要器官，也是核心肌群的所在之處。一旦變得衰弱，就很容易在搭車時跌倒、也無法拿重物，而且腰部變得僵硬疼痛，也很容易累積疲勞。

女性的體脂肪率不能低於二十二%

爲什麼骨質疏鬆多發於女性身上呢？除了年齡增長這個原因，還可以從「女性荷爾蒙的分泌能力」、「遺傳與體質」、「營養不均衡」、「生活習慣」及「過去的病歷及服藥歷史」等因素來判斷，這些原因同樣也可以套用在男性身上。

骨骼不論幾歲都能回春，即使可能具有「先天的弱勢」，但是只要在每日生活中加入增強骨質的運動及飲食，就能製造出年輕又強韌的骨骼。

只要知道自己可能罹患骨質疏鬆症的原因，就能找到相應的對策。骨質疏鬆症在過去曾因爲年齡的原因被稱爲不治之症，但是現在已經可以治癒。如果是早期的骨質疏鬆症，治癒率就更高。

破壞骨骼的蝕骨細胞與製造骨骼的造骨細胞同時作業，反覆進行骨骼代謝，讓骨骼汰舊換新。**蝕骨細胞會在女性荷爾蒙的限制之下，進行適度的骨骼破壞。**

但當女性荷爾蒙的分泌量減少，就會增加蝕骨細胞的活動力、加速骨溶蝕現象，導致造骨細胞製造骨頭的速度跟不上破壞的速度。因此，在停經後幾乎不再分泌女性荷爾蒙（皮下脂肪會分泌少許）的狀況下，女性的骨質就會出現嚴重的流失。

不論幾歲，只要女性荷爾蒙的分泌能力出現問題，就必須注意骨質疏鬆的可能。無月經、生理期不順、提早老化等都是女性荷爾蒙分泌量減少的主要原因，二十幾歲女性出現骨質疏鬆的問題已不是什麼稀奇的事。

因此，女性需要審視一下自己是否曾經反覆過度減肥、飲食生活不正常，還經常運動不足及睡眠不足。

就像前面所說的，女性由於減肥，所以有很高的傾向會出現骨質疏鬆的問題。因爲**過度減肥會造成體重不足及營養不良，讓女性荷爾蒙的分泌量變低。**

體脂肪率也會影響女性荷爾蒙的分泌。標準的女性體脂肪率在二十到三十％之間，低於二十二％就容易造成經期紊亂，同時減少女性荷爾蒙的分泌。如果體脂肪率低到十％大關，製造女性荷爾蒙的卵巢就無法發揮正常的運作。

促進女性荷爾蒙分泌的好習慣

骨質疏鬆對策！

用泡澡
「提高體溫」！
睡前 1 ～ 1.5 小時泡 15 分鐘 39 ～ 40 度的熱水，讓身體迅速進入睡眠模式！

經常活動身體！
有空就做家事，睡前進行簡單的伸展運動也很有效果。

不累積壓力！
睡眠是最佳良藥，睡前點上精油也能幫助放鬆！

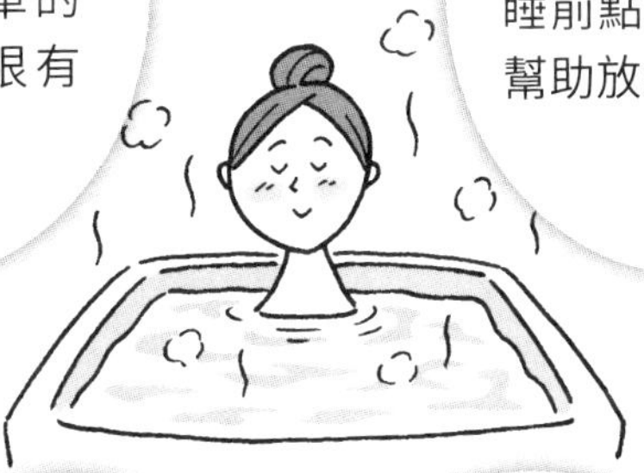

攝取
「維生素 B_6」！
多攝取富含維生素 B_6 的鮪魚、鰹魚、雞肉及香蕉！納豆、豆腐等大豆製品也很推薦！

豐富心靈，
讓心情愉悅！
多培養興趣或挑戰新事物，談戀愛當然也 OK ！

如果從飲食著手，可以**多攝取納豆、豆腐等豆類製品**。大豆富含大豆異黃酮這種抗氧化物質，可以幫助女性補充天然荷爾蒙，緩解更年期帶來的不適。

比起女性，男性罹患骨質疏鬆症的機率非常低——明明男性身上沒有女性荷爾蒙，所以會令人感到不可思議。其實男性身上會分泌少量的女性荷爾蒙，他們的皮下脂肪裡存在著將男性荷爾蒙轉換成女性荷爾蒙的酵素。男性荷爾蒙也會隨著年齡增長逐漸減少分泌量，但不會像女性荷爾蒙那樣急遽減少。

停經後的六十歲女性與同年齡的男性相比，**男性體內分泌的男性荷爾蒙仍然十分充足，是女性荷爾蒙的一倍之多**。這個原因讓女性更容易流失骨質、罹患骨質疏鬆症。

為什麼嬌小纖細的女性容易骨質疏鬆？

骨質好不好，遺傳基因占了六至七成的因素，對身高的影響最大，再來就是骨質密度。但是，即使是遺傳也不需要直接放棄，畢竟生活環境的影響還是占了三至四成，可以說**左右骨骼成長及健康的還是環境**。

若母親等血親曾經罹患骨質疏鬆症，很多時候最大骨量都低於平均值，這就是遺傳了母親骨質疏鬆的體質。

如同 FOSTA 指標所指出的，個子嬌小纖細的人較易罹患骨質疏鬆症。重力等額外的負荷可以活化骨骼，負擔越大、骨量增加越多；負擔越小，就越不容易增加骨量。也就是說，一個人**身材越高大沉重，就擁有越多骨量；越嬌小輕盈，就擁有**

越少骨量。

話雖如此，不代表肥胖就比較好，肥胖的身體也隱藏著許多加速骨質疏鬆的不良因素（第四章會詳細說明）。

所以，絕對不要過度減肥，將判斷肥胖標準的ＢＭＩ值（身體質量指數）維持在正常範圍（十八點五以上～未滿二十五）之內是很重要的一件事，對骨骼來說最理想的數值是「二十一」。若未達標準就是過瘦，超過標準則是過重。

ＢＭＩ值是用「體重（公斤）÷身高（公分）÷身高（公分）」的計算方式得出。重新審視自己的飲食生活，稍微增加體重，利用踮腳跟運動來提高造骨細胞的能力吧！

好好攝取早餐就會大不同

在我們的日常生活當中，也隱藏著造成骨質疏鬆的危險。在飲食方面，**缺乏製造強韌骨骼的鈣質及幫助吸收鈣質的維生素 D，是造成骨質疏鬆的原因。**

牛奶、乳製品是屬於鈣含量較高的食物，不敢吃的人就得多注意鈣質是否充足。鈣質的每日必需攝取量，女性爲六百五十毫克，二十幾歲男性爲八百毫克、三十歲以上爲六百五十至七百毫克。但是如果想要維持骨骼的健康，每天最好還是攝取八百毫克以上比較好[3]。

3 根據衛福部國民健康署發布的第七版國人膳食營養素參考攝取量，每日鈣質建議攝取量，臺灣十八歲以上成人為一千至一千兩百毫克。

但是，目前無論男女都只有攝取到必需量的七到八成而已。討厭青皮魚的人也要特別注意，因爲青皮魚含有非常多的維生素D[4]。

在維生素D的攝取上，有八成女性是處在不足的狀態，男性則有兩到三成攝取量不足。

其實只要日曬足夠，皮膚就能自行合成體內八成的維生素D，再加上日本人經常食用青皮魚及香菇等食材，很容易就能攝取到九成的必須量。若能再注意攝取促進骨骼代謝及增強骨質的蛋白質、維生素K，對骨骼健康更有幫助。

經過我們的研究得到了一個結論，**不吃早餐的人骨質密度比較低**。這並不是在說早餐具有重要的意義，而是因爲每日的飲食次數少了一次，就會導致鈣質及維生素D等必要營養素的攝取不足。

另一方面，**過度攝取讓骨質劣化的食品也是問題之一**。碳酸飲料、零食等，無論哪一種都含有過多糖分，造成糖化問題讓骨質變差。關於糖化的問題，會在第四

4　青皮魚是指表皮呈青色發光的魚，例如竹莢魚、鯖魚、沙丁魚、秋刀魚等等。（編按）

這些食物禁止過量攝取！

骨質疏鬆對策！

高糖食物

｜讓骨質變差｜

清涼飲料、
點心零食類。

高磷食物

｜讓骨質流失｜

即食食品、加工食品、料理包、冷凍食品、進口食品及清涼飲料。

咖啡以 4 杯為限

｜讓骨質密度下降｜

咖啡含有大量咖啡因，一天最多4杯！推薦綠茶、紅茶！

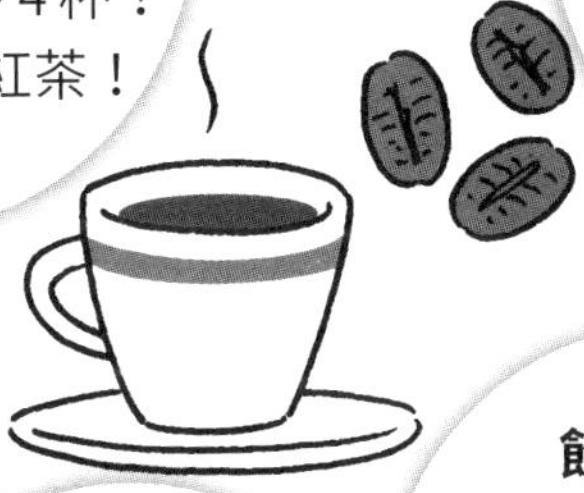

飲酒過度

｜提高骨折風險｜

換算成日本酒是 1 天 2 合（約 360 毫升），適量飲酒。

鹽分攝取過多

｜造成鈣質不足｜

推薦利用牛奶取代高湯來減鹽並增加醇味的「乳和食」。

章進行討論說明。

零食、點心當中**所添加的防腐劑（磷酸鹽），也是骨量減少的原因**。

磷擁有容易與鈣結合的特性，適量的磷與鈣結合成磷酸鈣後，便構成骨骼的主要成分。但是，現代飲食習慣經常讓人攝入過多的磷。當磷攝取過多，便會與鈣結合為排出體外，導致身體缺乏造骨的原料，讓骨量減少。

然而，神奇的人體會從骨細胞分泌一種蛋白質荷爾蒙「FGF23」，可以將多餘的磷排出體外，而啟動這個機制的就是蹬腳跟運動。

個人的嗜好也需要注意。咖啡雖然具有預防癌症的健康效果，但是一天最好以四杯為限。咖啡當中所含的咖啡因會妨礙鈣質的吸收，又因為有利尿作用，容易讓鈣質跟著尿液排出體外。

同樣含有咖啡因的綠茶及紅茶就不需要擔心這個問題，其咖啡因含量還不到滴濾式手沖咖啡的四分之一，也只有即溶咖啡的二分之一，即使飲用也不會對鈣質的吸收造成影響，而且還能防止骨骼的膠原蛋白氧化。綠茶及紅茶富含的抗氧化物質**「兒茶素」，具有消除活性氧的強力作用**。

自古以來，適度的酒精就有「百藥之長」的美譽（《漢書．食貨志》），具有很好的健康效用。確實，紅酒所含的紅酒多酚（抗氧化物質）可以預防動脈硬化，並且具有安定血壓的效果。日本酒在發酵的過程中也因爲富含各種成分而具有滋養效果，對健康十分有益。

不過，飲酒過度會提高癌症及血管疾病的風險。酒精攝取過多，會導致大腦萎縮，提升罹患失智症的危險。

骨質疏鬆也不例外。由於**酒精有利尿作用，因此會造成鈣質的過度排出**。根據近年來的研究，酒精會提高罹患骨質疏鬆症的風險，造成髖骨（大腿骨附近的位置）一點五倍的骨折危機。

酒精還會製造出引起宿醉的毒性物質「乙醛」，目前已知**乙醛會削弱造骨細胞的功能**。如果血液中乙醛的濃度過高，就會引起活性氧造成的「氧化壓力」。

適度的酒精攝取量，男性的話，換算成日本酒是一天兩合（約三百六十毫升），日本酒一合大約是一瓶啤酒的量，換算成紅酒是紅酒杯兩杯的量，雙倍威士忌則是一杯，日式燒酒則是兩百毫升。女性的攝取量最好全部減半。

每天曬十五分鐘手背

躺著不如坐著，坐著不如站著，站著不如走路。然後，走路不如稍微運動一下。運動不足不只會弱化骨骼，還會對全身的健康造成巨大影響。

如果只是增加骨量，那麼養成蹬腳跟的習慣就足夠了，但爲了全身的健康，還是需要適度運動。若是實在抽不出太多時間去運動，可以選擇**能夠對骨骼帶來衝擊，還能活動到全身的運動**。最適合的就是「**大步快走**」（詳情參照第五章），重點是快走時從腳跟著地。

如果想找可以和朋友一起參與的有趣運動，可以選擇需要頻繁彈跳的排球及籃球，同時還能消除壓力。

此外，令人意外的是，像是清洗浴室及浴缸等需要蹲著進行的家事也有很不錯的效果。當臀部朝下蹲著時，身體需要承擔不小的重量，因此可以運動到全身。
所有全身運動當中，唯一對骨骼沒有幫助的就是「游泳」，因爲水中有浮力，因此不會產生重力。

運動時需要注意紫外線，**紫外線會造成皮膚氧化，讓肌膚出現黑斑及變得粗糙**，也就是引起「**光老化**」（photoaging）。

幾乎每個女性都想要美白、討厭曬黑，加上紫外線也是引起皮膚癌的原因之一，所以需要有萬全的抗紫外線對策。近十年來，化妝品當中成長幅度最大的就是防曬產品。

紫外線對骨骼也會造成傷害。紫外線所造成的氧化，會讓遍布全身的女性荷爾蒙接受器從三十幾歲就開始劣化，讓身體無法接收到女性荷爾蒙帶來的恩惠。一旦造骨細胞中的接受器無法與女性荷爾蒙結合，就會削弱造骨的功能。

但是，紫外線又有兩面性，**「防曬」是骨骼生成最大的敵人**。

幫助鈣質吸收的維生素D，日本厚生勞動省規定的每日必需攝取量是五點五微克[5]，這當中有八成可以經由皮膚照射紫外線來製造。

只要讓手背每天曬太陽十五到三十分鐘，就能製造足夠的維生素D。不過為了骨骼的健康，最好還是以十五微克為目標量。

青皮魚、香菇等食材都是維生素D的補給源，但是近年來大家越來越不愛吃魚，造成維生素D攝取不足，甚至有九成女性無法確保每天的必需攝取量。再加上現代人每天經由紫外線製造的維生素D連六成都不到，最大的原因就是人們極力避開紫外線的這股風潮。

維生素D不足也有地域上的因素，北海道與東京所需要的必須日曬時間就有很大差別。舉例來說，製造十微克的維生素D所需要的時間，北海道的札幌、茨城縣的筑波、沖繩的那霸這三個觀測點就完全不同。那霸需要四十二分鐘、筑波需要九十八分鐘，札幌則需要筑波兩倍以上的兩百二十六分鐘才能生成。這基本上是不可能的任務。

依季節的不同，製造量也不一樣。維生素D的血中濃度在四月最低，九月最高。四月是受到紫外線最弱的一、二月影響，九月則是來自夏季的儲存。

日本的皮膚癌患者比例不到澳洲、紐西蘭等高發地區的一%，所以不用擔心，晴天時去曬曬十五分鐘的太陽吧！人體需要這些時間才能製造出每天所需要的維生素D。冬季的北日本更需要加上食物的補給，並且積極進行日光浴。

中午前後是沐浴「優質陽光」的最佳時間帶，不需要每天都進行，一週只要三次就足夠了。中午在外面用餐的人，只要選擇步行需要十五分鐘的餐廳，就足夠生成必要的維生素D。此外，也可以從飲食中積極進行補給，達到需要的目標量。

吸菸也會引起骨質流失的風險，因爲吸菸會造成血流不暢，讓血液中的鈣質因爲血流停滯而沉積，無法被身體吸收。此外，尼古丁的有害物質也會抑制女性荷爾蒙的作用，造成骨質流失。吸菸的女性很容易罹患骨質疏鬆症，所以一定要注意。

在後面介紹的範例中會提到，我所服務的女性醫療中心，女性患者之所以來接受診斷，絕大多數都是因爲出現婦科問題或是進行相關的手術，再來就是因爲

5 根據衛福部國民健康署發布的第七版國人膳食營養素參考攝取量，每日維生素D足夠攝取量為：無論男女，一歲以下與五十歲以上為十微克，一至五十歲則為五微克。（編按）

骨折。

一般來說，容易得到骨質疏鬆症的男性，多半是罹患糖尿病及動脈硬化等病症的患者。此外，經常使用治療哮喘等類固醇之類的內服藥，也會造成骨質疏鬆的風險。

即使有這麼多風險成因，只要記得進行增加骨量的運動以及注意飲食，也能透過範例中所提供的治療法重獲年輕又強韌的骨骼。

運動、飲食、藥物——三步驟治療骨質疏鬆

骨質疏鬆最重要的就是早期發現。女性一旦進入三十歲，最好盡快接受骨質密度的檢測，即使一切正常，**四十五歲之後最好還是每五年檢測一次**。尤其是狀況符合前面所說過的任何一項「容易得到骨質疏鬆的條件」，就一定要接受檢查。

目前公認的骨質密度測定標準只有一種，就是「雙光子式吸收儀」（DXA）檢查，它透過兩種X光檢查身體中央部位的腰椎或大腿骨一平方公分左右的骨質密度，那裡是最容易發生骨鬆性骨折的地方。

它利用兩種不同能量的X光為射源照射受檢部位，依不同的能量吸收來測量骨質密度，根據文獻統計，這種檢查的輻射量僅僅只有胸部X光的二十分之一，

對身體幾乎完全沒有不良影響，只要直接躺上去就可以立即接受檢查。這個檢查可以用來判斷治療效果以及是否具有骨折的危險性。

判定是否爲骨質疏鬆症的標準，是與骨質密度最高的年輕世代（二十至四十四歲）的平均值（成人平均值＝YAM）進行比較，再以百分比來區分[6]。**低於平均值七十%的情況，就會被診斷為骨質疏鬆症**，七十%以上未滿八十%則是高風險群，八十%以上是正常[7]。

即使骨質密度爲七十%以上，但如果曾經發生過脊椎壓迫性骨折或髖部骨折的狀況，也會被診斷爲骨質疏鬆症。若是接近八十%，但是發生過骨盤、橈骨遠端骨折（手腕部位）的人，也是屬於骨質疏鬆症。

骨質疏鬆症的治療以**藥物治療**爲主，同時加入**運動療法**、**飲食療法**。高風險群也會依照程度進行這三種治療。

我所任職的女性醫療中心經常會看到擔心自己罹患骨質疏鬆症的女性，她們大多數都是因爲女性荷爾蒙失調或曾經骨折而來院檢查，女性荷爾蒙失調的患者大都曾經動過相關的婦科手術。

骨質疏鬆症完全不會產生疼痛及不適感，即使已經惡化到嚴重的程度，很多人還是**直到骨折才知道自己有骨質疏鬆症**。有的人則是因爲家人罹患了骨質疏鬆症而過來檢查。在各種受檢者當中，有人確定已罹患骨質疏鬆症，有人爲高風險群，有人則是輕微骨質疏鬆，有人則很正常，檢測結果是各式各樣的。

6 臺灣是以世界衛生組織的T評分進行判斷，也就是與三十歲健康成人的最佳骨質密度或顛峰骨質密度比較，算出一個比較值。

7 臺灣骨質疏鬆症的定義為T值小於負二點五；高風險群的T值為負一至負二點五；正常的T值為一至負一。

實例！骨質疏鬆也能恢復到正常骨質密度

長時間以來，已經流失的骨質都被認爲無法復原。最多只能針對女性荷爾蒙分泌減少進行荷爾蒙補充療法，或是補充造骨原料的鈣質及維生素D製劑。

但是經過多年研究，已經發現使用適當藥物可以改善骨質流失的問題。透過持續使用近來的治療藥物，可以看到**骨質密度有顯著的提升**。這個半年一次在皮下注射的新藥，有非常高的比率可以預防骨折。

G女士在四年前透過電視節目知道了我，於是特地來找我診斷，她因爲骨折後遺症及女性荷爾蒙低下的問題，對自己的身體狀況抱有很大的疑慮。她在來我這裡就診的兩年前曾經腳踝骨折、難以走路，整整復健了六個月，腰椎的骨質密度雖然

實例——「骨質疏鬆症」可以治癒！

透過服用維生素D及K製劑，
讓骨質逐漸緩慢地回到正常標準！

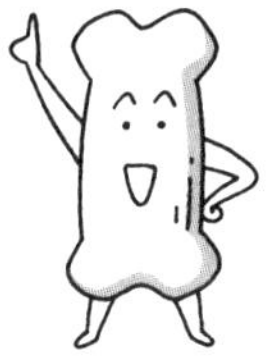

I女士的情況

初診 2012 年 9 月　年齡 37 歲　身高 155 公分
體重 53 公斤　BMI 值 22

產後半年就診。胸椎、腰椎共有四處壓迫性骨折，腰椎及大腿骨處骨質密度已到達骨質疏鬆症的程度。由於餵母乳會造成鈣質流失，後來請她停止餵母乳。

- 藥物治療

  服用維生素D及K製劑。
- 骨質密度回復過程

2014 年	腰椎 69%	大腿骨 71%
2015 年	腰椎 74%	大腿骨 78%
2016 年	腰椎 74%	大腿骨 78%
	透過飲食指導增加體重（59 公斤）	
2017 年	腰椎 78%	大腿骨 75%
2018 年 4 月	腰椎 79%	大腿骨 81%

大腿骨的骨質密度曾一度下降，但初診之後五年半，腰椎及大腿骨處骨質密度已回到正常標準。

透過飲食及運動預防——建議每年檢查 1 次

J女士的情況

初診 2018 年 3 月　年齡 43 歲　身高 156 公分
體重 55 公斤　BMI 值 22.6

母親有骨質疏鬆症，因擔心而就醫。

骨質密度檢查結果，腰椎 86%、大腿骨 89%，數值為正常標準。不過，由於本人希望能「盡早預防」，因此提供飲食及運動方面的指導，並建議每年進行一次骨質密度檢查。

正常，數值卻有點偏低，**大腿骨更是只有六十六%，到達了骨質疏鬆症的程度**。

G女士當時四十五歲，一百五十三公分、四十二點五公斤，BMI值十八點一五，個子嬌小、體型纖瘦。月經經常不順的症狀，讓她很煩惱。再加上她的父親曾經發生過髖部骨折的問題，讓她更擔心自己的身體狀況。因爲骨質疏鬆症的遺傳不只來自母親，也可能來自父親。

G女士**透過維生素D及K製劑的服用治療，只花了大約一年，骨質密度就大幅改善**。但她現在仍然需要定期就診，腰椎及大腿骨的骨質密度雖然保持在正常值，但數值比起同年齡的人來說仍然偏低。

她最需要的就是維持住現在的骨量，因爲隨著年齡增長，骨質密度平均值會跟著下降，她就會逐漸回到較高的骨質密度標準。

四年前來我這裡就診的H女士（當時四十四歲）曾經動過兩次子宮肌瘤的手術。初診時，她的腰椎骨質密度勉強達到八十%的正常值，大腿骨則是高風險群的七十二%。她身高一百六十一公分，體重四十八公斤，BMI值十八點五，算是正常值的最低標準。母親及外婆都有骨質疏鬆症。爲了治療子宮肌瘤，H女士在其他醫院進行了抑制女性荷爾蒙的療法，讓她對自己的骨質密度產生了不安。

在服用了兩年的維生素D及K製劑之後，她的骨質密度大有改善，然後開始努力增加體重，並且積極進行負重運動的訓練，獲了不錯的效果，最後體重增加到五十公斤。H女士目前仍然在持續治療，**腰椎及大腿骨的骨質密度都提升到八十%的正常值**。

抗老醫療門診有時會開立輔助保健食品的處方，我本身也是抗老的專業醫師，卻不會開立保健食品的處方給患者，因爲我無法判定這些保健食品對骨折治療是否眞的有效。對於症狀還不到服藥程度的患者，以保健食品作爲輔助也是一個辦法。但是，**比起服用保健食品，還不如攝取營養均衡的飲食來得更好**。

G女士及H女士目前大約一年回診二到四次。雖然骨質重建及代謝的速度非常緩慢，但目前這兩位女性已經可以進行所有正常的行動，原本的不安也消失了，重拾過去健康又豐富的生活。

因此無論骨骼是何種狀況，都有機會能夠回春。

最推薦的高鈣食物，第一牛奶、第二起司

蹬腳跟運動只是啟動回春機制的開關而已，製造年輕與美麗的源頭，還是食物的營養素。**只有運動與飲食互相搭配，才能帶來絕佳的回春效果**。

造骨最需要的是鈣質沒錯，但是只有鈣質卻沒辦法製造出健康的骨骼，還需要幫助身體吸收鈣質的維生素D、活化骨鈣素的維生素K以及構成骨基質的膠原蛋白等營養素。接著就來介紹富含七種關鍵造骨營養素的食材。

骨骼最主要的成分是鈣質。如果是鈣質不足引起的骨質疏鬆，只要負荷過重就會引起骨折。

據說，數千萬年前的恐龍之所以滅絕，其中一個理由就是缺乏鈣質及負重過

你攝取的鈣質足夠嗎？

「鈣質」自我檢測表：

請回答下面 10 個問題，並計算分數（評量標準在下頁）。

問題	0 分	0.5 分	1 分	2 分	4 分	分數
是否經常飲用牛奶？	幾乎不喝	每月 1 ～ 2 次	每週 1 ～ 2 次	每週 3 ～ 4 次	幾乎每天	
是否經常食用優格？	幾乎不吃	每週 1 ～ 2 次	每週 3 ～ 4 次	幾乎每天	幾乎每天 2 份	
是否經常食用起司等乳製品或脫脂牛奶？	幾乎不吃	每週 1 ～ 2 次	每週 3 ～ 4 次	幾乎每天	每天 2 種以上	
是否經常食用大豆、納豆等豆類？	幾乎不吃	每週 1 ～ 2 次	每週 3 ～ 4 次	幾乎每天	每天 2 種以上	
是否經常食用豆腐、豆腐丸子及油豆腐等大豆製品？	幾乎不吃	每週 1 ～ 2 次	每週 3 ～ 4 次	幾乎每天	每天 2 種以上	
是否經常食用菠菜、小松菜、青江菜等蔬菜？	幾乎不吃	每週 1 ～ 2 次	每週 3 ～ 4 次	幾乎每天	每天 2 種以上	
是否經常食用海藻類？	幾乎不吃	每週 1 ～ 2 次	每週 3 ～ 4 次	幾乎每天		
是否經常食用柳葉魚、沙丁魚乾等可以連骨頭一起吃的魚類？	幾乎不吃	每月 1 ～ 2 次	每週 1 ～ 2 次	每週 3 ～ 4 次	幾乎每天	
是否經常食用吻仔魚、小蝦米等小魚類？	幾乎不吃	每週 1 ～ 2 次	每週 3 ～ 4 次	幾乎每天	每天 2 種以上	
是否每天都吃早中晚三餐？	幾乎不吃	每天 1 ～ 2 餐		經常少一餐	三餐正常吃	
得分總計						

鈣質・評量標準

女性只攝取了必需量的六成而已！

得分總計	評量	建議
20 分以上	優良	每日攝取鈣質已超過 800 毫克必需量，繼續保持，擁有營養均衡的每一天。
16 ～ 19 分	稍微不足	每日攝取鈣質不足 800 毫克必需量，再多加油，努力達到 20 分的標準吧！
11 ～ 15 分	不足	每日攝取鈣質不足 600 毫克，長期下來骨骼可能會變得脆弱，多注意每日飲食，提高得分。
8 ～ 10 分	十分不足	每日攝取鈣質不到必需量的一半，從今天開始攝取兩倍的高鈣食品吧！
0 ～ 7 分	完全不足	幾乎完全沒有攝取到鈣質，這樣下去會變得容易骨折，非常危險。仔細審視自己的飲食狀況吧！

※ 出自《骨質疏鬆症的預防與治療指南 2015 年版》

一定要在日常飲食裡，隨時確保體內的鈣質含量！

不要一次補充大量鈣質，會被身體排出去。

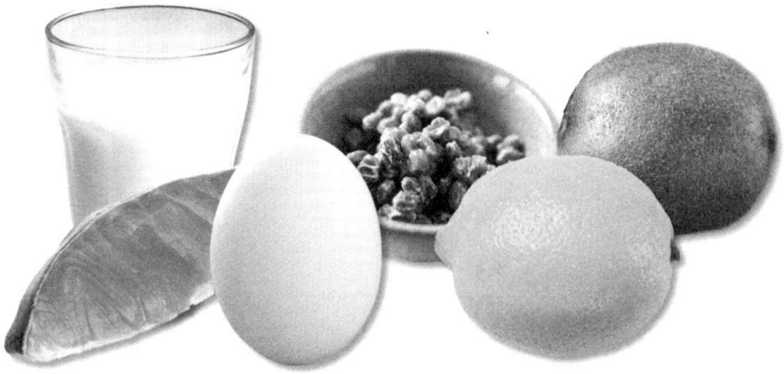

重。恐龍原本是水棲生物，牠們在水裡可以獲取足夠的鈣質。

但是，變成陸棲生物之後，牠們就沒那麼容易獲取鈣質了，再加上由四足行走變成了二足行走，在大腿骨骨幹連接髖關節的股骨頸部位，每一平方公分就要承受兩噸的重量。缺乏鈣質讓牠們出現骨質疏鬆症，負重過重更導致嚴重骨折，最後成了恐龍滅絕的原因之一。

鈣質也是構成牙齒的材料，九十九%的鈣質會轉化成骨骼及牙齒，剩下的一%會被用來輔助心臟、血管、神經及肌肉活動的運作。

鈣質是一種很難被身體吸收的礦物質，因此，**每天最好以攝取八百毫克為目標**。由於防曬的習慣及缺乏鈣質的飲食，讓女性的鈣質攝取量自二〇〇〇年以後連五百毫克都達不到。

富含鈣質的食物有牛奶、起司等乳製品，還有小魚乾、海藻、大豆與大豆製品，再來就是黃綠色蔬菜（小松菜）等。

一杯牛奶（兩百毫升）約含有兩百二十毫克的鈣質，可以攝取到超過四分之一的每日必需量，可以說是**非常有效率的補給源**。

每天喝一杯牛奶以上的人，罹患老年癡呆症的風險也會降低——這是針對以生活習慣病研究著名的福岡縣久山町一千位居民的追蹤調查所獲得的結果。

沒辦法喝牛奶的人可以用**起司及優格等乳製品來補充鈣質**，再透過運動，讓鈣質持續附著在骨骼上，增強骨質密度。

雖然也可以**用豆漿代替牛奶**，但是豆漿的鈣質含量連牛奶的三分之一都不到。不過豆漿富含大豆異黃酮，大豆異黃酮的結構又與雌激素非常類似，每天喝一杯就能攝取到足夠的必需量。

近來所流行的「乳和食」，就是**利用牛奶來取代高湯及水，達到減鹽並增加醇味的目的**。這種做法可以將鹽分減到一半，同時還能攝取到鈣質，是非常好的健骨飲食。網路上有各種相關食譜，像是在納豆中加入牛奶等等，有興趣的人可以上網搜尋。

造骨 3 大營養素

鈣質——骨骼的主要成分

每日目標量 800 毫克以上

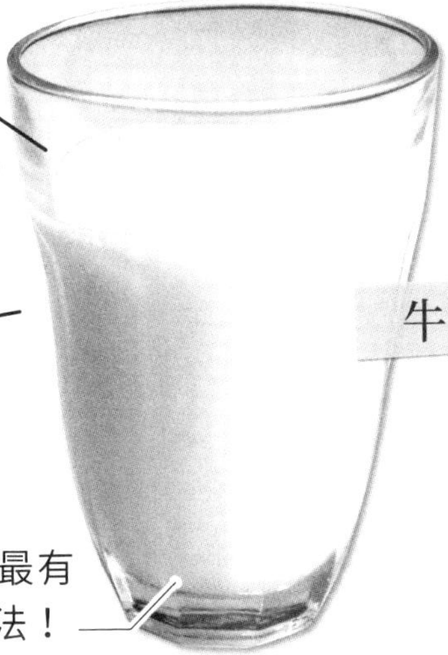

1 杯（200 cc）含有 220 毫克的鈣質！

攝取鈣質最有效率的方法！

推薦的食物

加工起司
1 片／25 克→ 158 毫克
優格
1 杯／100 克→ 120 毫克
油豆腐
1 個／120 克→ 288 毫克
凍豆腐
1 個／20 克→ 126 毫克

【功效】

- 強韌骨質
- 抑制血糖值的上升
- 傳遞神經細胞的資訊
- 消除焦躁感
- 肌肉收縮順暢

一撮小魚乾就能攝取骨頭必需的維生素D

維生素D是非常優秀的營養素，甚至被稱爲超級維生素。由於人類的身體不能合成維生素，所以需要從飲食當中攝取，但是只有維生素D不一樣，人體可以透過皮膚自行合成八成的維生素D。

維生素D不只可以幫助鈣質吸收、增強骨質密度，還能提高免疫力，讓身體變得不容易生病。此外，它還能增強肌肉、提高代謝，幫助預防並改善肥胖問題，因此維生素D也是非常優秀的減肥營養素。

維生素D分成兩類，一種是以香菇爲代表的植物性，另一種則是以魚類爲主的動物性，對人體更爲有益的是動物性維生素D。最有效率的獲取方式就是食用魚

造骨 3 大營養素

維生素 D——幫助吸收鈣質

每日目標量 15 ～ 20 微克

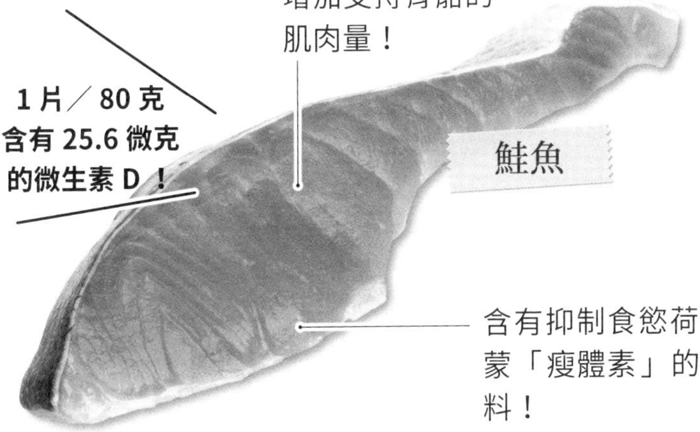
增加支持骨骼的肌肉量！
1 片／ 80 克
含有 25.6 微克
的微生素 D ！
鮭魚
含有抑制食慾荷爾蒙「瘦體素」的材料！

推薦的食物

小魚乾
1 撮／ 10 克→ 6.1 微克

沙丁魚乾
1 條／ 30 克→ 15 微克

秋刀魚
1 條／ 100 克→ 14.9 微克

乾木耳
2 個／ 1 克→ 1.7 微克

【功效】

- ◆ 增加肌肉量
- ◆ 抑制內臟脂肪囤積
- ◆ 提升免疫力
- ◆ 降低罹癌風險
- ◆ 預防腦中風

類，其中以**鮭魚含有最多的維生素D**。

鮭魚肉雖然呈現紅色，其實是屬於白肉魚，其紅色是一種名爲蝦紅素的天然色素，是非常強力的抗氧化物質，這也是**鮭魚被稱為「最強抗氧化食材」**的原因。食用鮭魚可以消除活性氧，是健骨不可或缺的食材。

此外，沙丁魚及秋刀魚等青皮魚、比目魚、吻仔魚、鰻魚也都含有豐富的維生素Ｄ，鮟鱇魚肝的含量更是驚人。如果是植物性維生素Ｄ，木耳則擁有豐富的含量。

前面提過，若是爲了骨骼的健康，最好每天能攝取十五微克的目標量，但是高達八成的女性別說是每日的目標量，連厚生勞動省規定的必須攝取量（五點五微克）都無法達到。

如果想經由飲食當中攝取，二分之一片鮭魚、一條沙丁魚或秋刀魚、二十克左右的乾木耳就能達到十五微克的目標量。而一撮小魚乾（約十克）就能攝取到最低的必須攝取量。只不過，每天以魚類爲主食有一定的難度，如果只是小魚乾或鮭魚薄片就比較容易持續下去。可以在早餐時養成每日攝取的習慣，若是再加上富含維生素Ｄ的納豆或味噌等大豆製品，更能讓效果加倍。

造骨所需的蛋白質食品，絕對選肉類

製造骨骼的蛋白質，八成是膠原蛋白，另外兩成則是回春荷爾蒙的骨鈣素等。如果以建造房子來形容，膠原蛋白就是鋼筋水泥當中的鋼筋，用來強化建築物的結構。一旦缺乏蛋白質，這個鋼筋結構就會劣化，讓骨骼變得脆弱。

既然如此，那就多食用富含膠原蛋白的食物就好了。問題是，食物當中的膠原蛋白無法直接利用，在**歷經代謝的過程之後，身體能夠吸收的膠原蛋白只剩下非常少的部分**。無論是骨骼、肌肉、血管或毛髮，還是皮膚、器官及細胞等都是由蛋白質所構成。因此，許多人認爲肉類、魚類、大豆、蛋類及乳製品等高蛋白食物對身體很有益處，經常攝取過度。

但是，大部分日本人其實難以消化蛋白質，如果攝取過多，吃進去的食物沒有消化，過多的蛋白質就會在消化道中發酵，最後造成腸內腐敗。

製造骨骼雖然需要蛋白質，但是攝取過多反而會讓骨骼變得脆弱。

血液、唾液等體液雖然能讓體質維持在中性，但攝取過多蛋白質會讓體質變成酸性。身體爲了維持平衡，就會吸收骨骼中屬於鹼性的鈣質，導致骨質流失、骨骼變得脆弱。

攝取過多蛋白質，也會對肝臟及腎臟造成負擔。蛋白質代謝會在腸道內製造出氨（阿摩尼亞）這種毒素，再經由肝臟及腎臟處理，透過尿液排泄出去。過多的蛋白質會增加肝臟及腎臟的工作量，導致機能衰退。

不管是肉類、魚類或大豆，所吸收到的蛋白質都沒有差別。如果追求效率及營養效果，肉類是最佳的選擇。但**魚類及大豆低脂又好消化，脂肪也以不飽和脂肪酸為主，是十分健康的食材**。

造骨 3 大營養素

蛋白質——製造膠原蛋白

每日目標量 50 ～ 60 克

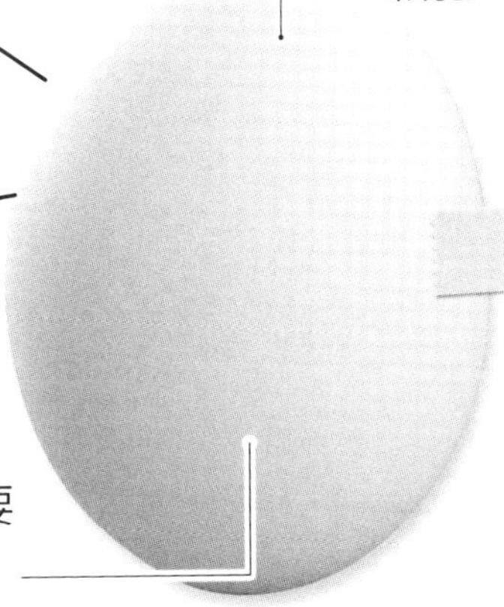

蛋黃可以改善及預防細紋、鬆弛，讓肌膚變美！
1 顆／ 50 克
含有 6.3 克的
蛋白質！
雞蛋
擁有骨骼所需要
的所有營養素！

推薦的食物

牛、豬、雞
100 克→ 20 克左右
鮪魚
100 克→ 26.4 克
鯖魚
100 克→ 20.6 克
花枝
1 隻→ 37.6 克

【功效】

- ◆ 製造血液及肌肉等身體部位。
- ◆ 製造維持生命不可或缺的酵素。
- ◆ 讓血液回春。

最強回春食物納豆，傍晚吃最好

「健骨四大營養素」之一的維生素Ｋ，具有預防髖部骨折的功能。

根據統計，髖部骨折患者的數量是「西高東低」，日本關西地區的髖部骨折比例特別高。其中一個原因，很可能就是關西沒有食用維生素Ｋ寶庫——「納豆」的習慣。

也有資料顯示，**納豆消費量越多的地方，骨折的比例越低**。

維生素Ｋ與維生素Ｄ在造骨的過程中，分別扮演油門及煞車的角色。維生素Ｄ可以幫助鈣質吸收，但**維生素Ｋ卻能抑制鈣質從骨頭中溶出**。此外，維生素Ｋ還具有凝血作用，對血管的健康也很有幫助。

富含維生素Ｋ的食材，除了納豆之外，還有小松菜、菠菜及花椰菜等**黃綠色**

健骨 4 大營養素

維生素 K——活化青春之本・骨鈣素

每日目標量 300 微克

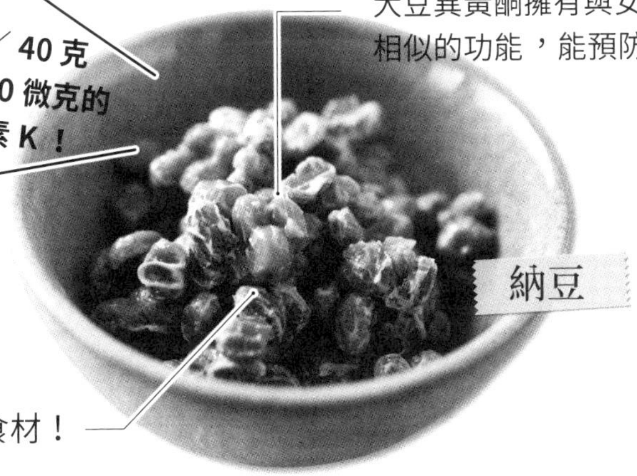
1 盒／ 40 克
含有 240 微克的
維生素 K！
大豆異黃酮擁有與女性荷爾蒙相似的功能，能預防乳癌！
納豆
最強的回春食材！

推薦的食物

米糠黃瓜
1 條／ 80 克→ 88 微克
山麻
1/4 把／ 60 克→ 384 微克
小松菜
1/4 把／ 95 克→ 200 微克
乾海帶芽
5 克→ 33 微克

【功效】

- 活化骨骼的蛋白質，製造優良的骨鈣素。
- 幫助凝固血液。
- 守護血管的健康。

蔬菜。令人意外的是，米糠黃瓜的含量也很多，維生素Ｋ其實是很容易在和食中攝取到的營養素。

納豆還具有預防癌症、血管疾病，以及調整腸道環境等各式各樣的效果。納豆中的納豆激酶還具有獨一無二的功能，能融化血栓、讓血液變清澈。

納豆激酶不耐七十度以上的高溫，如果澆在熱騰騰的白飯上就會失去效果。雖然納豆一般都在早餐的時候吃，但考慮到納豆激酶的吸收，在晚餐吃才是正確的。

納豆激酶的效果會呈現在晚餐過後四到八小時的睡眠期間，由於血栓容易在夜晚形成，它會在睡眠中淨化血液、促進循環。

納豆發酵的時間越久，效果及營養價值越高，因此納豆買回來之後可以放一陣子再吃，功效會更好。

胡蘿蔔、番茄、橘子，提升骨質密度的三大食物

再來，就是幫助骨骼變得更有彈性、更強韌的礦物質——鎂。

鎂與鈣在人體內是一種平衡的關係，能強韌骨骼及牙齒，維護心臟等循環器官的健康。鎂在鈣的調整中尤爲重要，能**抑制細胞內的鈣突然失控**。

缺鎂會讓體內的鈣離子濃度變高，如果肌肉細胞內的鈣上升，就會導致肌肉收縮不正常；如果血液中鈣離子過高，就可能引起狹心症、心肌梗塞及腦中風。

大約有六成的鎂存在於骨骼及牙齒裡，當體內的鎂不足，**儲存在骨骼中的鎂就會被釋放出來**。

我們的骨骼之所以不夠強韌，就是因爲缺鎂的關係。過去，我們可以從粗糧及

植物性食材當中攝取到足夠的鎂，但是現在都是精緻食物，鎂的含量也因此減少。若要補充鎂，可以多吃杏仁等堅果類、海鮮類、海藻類、蔬菜類及豆類等。

幫助維持正常味覺的**「鋅」也具有讓骨骼強韌的功能**，身體一旦缺鋅，骨骼的代謝功能就會變差。鋅也是生成膠原蛋白、蝕骨細胞及造骨細胞的重要成分。像是牡蠣、鰻魚、牛肉、雞肝、蛋、芝麻、納豆及豆腐等大豆製品、起司等都含有豐富的鋅。

人體內存在著數千種不同的酵素，用以維持各種新陳代謝，第三種健骨營養素「鋅」能維持酵素的活性化。**骨骼代謝需要酵素的幫助，鋅能促進這些酵素活化、提高功能**。鋅也可以活化那些能消除活性氧的相關酵素，抑制老化的速度。

胡蘿蔔、番茄、橘子等也有增加骨質密度的作用，當中所含的β-胡蘿蔔素、茄紅素、β隱黃質能幫助骨骼變得更強韌。這些天然色素成分通稱爲「類胡蘿蔔素」（carotenoid），是第四種健骨營養素。

健骨 4 大營養素

鎂、鋅、類胡蘿蔔素—提高骨質密度

鎂

每日目標量

男性 **370** 毫克，女性 **290** 毫克

杏仁
30 克→ 93 毫克
乾羊栖菜
10 克→ 64 毫克
蕎麥麵
200 克→ 54 毫克

【功效】

◆ 與鈣質一起合成骨骼
◆ 鎮定神經
◆ 維持正常血壓

鋅

每日目標量

10 毫克

牡蠣
1 顆→ 2.2 毫克
扇貝
1 個→ 2.7 毫克
牛肉
100 克→ 5.6 毫克

【功效】

◆ 活化骨骼代謝
◆ 保持味覺正常
◆ 形成新陳代謝所必需的酵素

類胡蘿蔔素

此營養素屬於色素，無法訂定目標量。

胡蘿蔔→ β- 胡蘿蔔素
南瓜→ β- 胡蘿蔔素
番茄→茄紅素
柑橘→ β 隱黃質

【功效】

◆ 提高骨質密度
◆ 擁有強力抗氧化及抗癌作用

用香蕉打造不易骨折的強韌骨骼

如果想讓骨骼代謝功能正常運作，就需要很多營養素夥伴的幫助。維生素B_6、維生素B_{12}、葉酸（維生素B_9）等維生素B群就是夥伴之一，可以維持骨膠原蛋白的品質。

目前已經證實**維生素B_6具有預防骨折的功能**，容易骨折的人體內通常都缺乏維生素B_6，骨骼健壯的人體內通常都有足夠的維生素B_6。

基本上，維生素B_6原本就具有**讓蛋白質有效代謝**的功能。蛋白質是構成骨骼、肌肉及內臟等身體基礎的營養素，如果代謝出現問題，整個身體就無法正常運作，因此維生素B_6的角色非常重要。富含維生素B_6的代表食材有：雞肉、鮪魚、鮭魚、鯛魚、蒜頭、銀杏果及香蕉等。

讓骨骼變柔韌

維生素 B_6、B_{12}、葉酸——維持膠原蛋白的品質

維生素 B_6

每日目標量

男性 **1.4** 毫克，女性 **1.2** 毫克

鮪魚
100 克→ 0.85 毫克
雞肉
100 克→ 0.22 毫克
香蕉
1 根／ 90 克→ 0.34 毫克

【功效】
- ◆ 維持膠原蛋白的品質
- ◆ 製造不容易骨折的骨骼
- ◆ 幫助蛋白質代謝

維生素 B_{12}

每日目標量

2.4 微克

雞肝
40 克→ 17.8 微克
海苔
1 片／ 3 克→ 1.7 微克
蜆仔
10 顆／ 10 克→ 6.8 微克

【功效】
- ◆ 維持膠原蛋白的品質
- ◆ 與葉酸一起協助生成紅血球中的血色素
- ◆ 傳達大腦的指令，保持神經正常運作

葉酸

每日目標量

240 微克

菠菜
1 把／ 50 克→ 55 微克
萵苣
1 片／ 50 克→ 37 微克
高麗菜
1 片／ 50 克→ 39 微克

【功效】
- ◆ 維持膠原蛋白的品質
- ◆ 預防貧血
- ◆ 預防腦中風及心肌梗塞

維生素 B_{12} 主要與葉酸一起**協助生成紅血球中的血色素**，如果缺乏維生素 B_{12}，不是紅血球的數量會減少，就是會製造出異常巨大的紅血球。富含維生素 B_{12} 的代表食材有：雞肝、明太子、鮪魚、海苔、蜆等。

近年來，許多研究報告顯示，**葉酸對預防腦中風及心肌梗塞有很好的效果**。就如其名，葉酸廣泛存在於綠葉蔬菜當中。富含葉酸的代表食材有：菠菜、萵苣、高麗菜、蘆筍等。

想要製造並強健骨骼、維持骨膠原蛋白的品質，需要良好的飲食生活，並且有意識地攝取這些營養素。這種可以製造健康及強韌骨骼的飲食，就叫做「健骨飲食」。

奇異果豆漿果昔是最佳的健骨飲料

近來，因爲能夠「預防骨質疏鬆」而受到注目的就是檸檬。日本縣立廣島大學檸檬健康科學專案研究中心，透過與飲料廠商的共同研究，發現了**檸檬的功效驚人**。

研究人員讓四十名中高齡女性持續六個月飲用添加了鈣的檸檬汁，發現檸檬當中的檸檬酸所產生的「螯合效應」（chelate effect），可以**促進鈣質吸收、增加骨質密度**。所謂螯合效應，就是讓鈣質等礦物質轉變成容易吸收的形態。

這個實驗結果，讓研究小組判斷出「**檸檬具有預防骨質疏鬆症的功能**」。

檸檬當中所含的維生素C同樣具有強力的抗氧化作用，對於**維護骨骼健康是不可或缺的最佳食材**。而水果當中，**奇異果被認定是營養度最高的**。根據最近的研究，奇異果如果搭配富含大豆異黃酮的大豆，對於**預防骨折有非常顯著的效果**。

這是由於大豆異黃酮加上奇異果當中所含的維生素Ｋ，對於骨骼的維護有加成效果，日本產的奇異果維生素Ｋ含量非常少，但紐西蘭產的則含有豐富的維生素Ｋ，而綠色奇異果的含量比黃金奇異果要豐富。

納豆、豆腐及毛豆都富含大豆異黃酮，但是這幾種都很難和奇異果搭配，如果想同時攝入這兩種食材，可以用豆漿加奇異果做成果昔，就是完美的健骨飲品。

奇異果含有八顆檸檬以上的維生素Ｃ，食物纖維是香蕉的三倍，可以排除體內多餘鹽分的鉀含量更是數一數二。

改善骨質疏鬆！神奇的水果

奇異果＆檸檬——利用水果力提升骨力！

奇異果

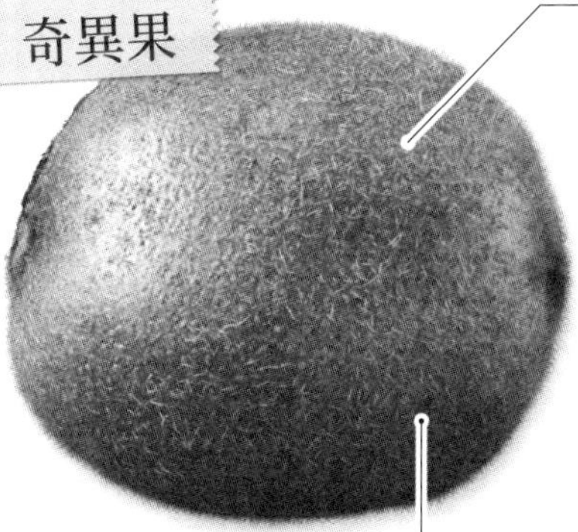

新發現！「維生素Ｋ＋大豆異黃酮」能打造強韌骨質！

紐西蘭產地奇異果富含維生素Ｋ！可用豆漿加奇異果做成果昔。

【功效】

- ◆ 強健骨骼。
- ◆ 具有強力的抗氧化作用，能抑制老化。

檸檬

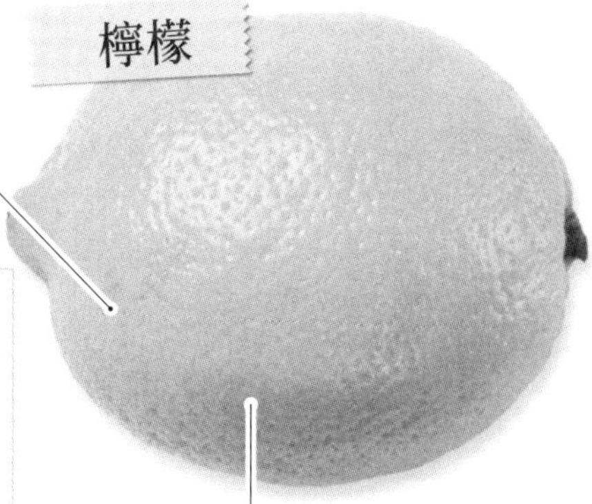

檸檬酸具有促進鈣質吸收的作用！

維生素Ｃ的代名詞！

【功效】

- ◆ 提高骨質密度。
- ◆ 具有強力的抗氧化作用。

避免攝取讓骨質流失的磷酸鹽

磷是強健骨質的必要物質，但也是導致骨質流失的元兇。鈣質是骨骼的主要成分，與磷結合之後會變爲磷酸鈣，也是讓骨質變得強韌堅硬的物質。

幾乎所有食物都含有磷，尤其是那些富含蛋白質的食物，而加工食品中則會添加磷酸鹽。

近年來，由於飲食習慣的西化，人們日漸攝取過量的磷，主要是蛋白質攝取量及食品添加物使用量增加的緣故。但是，**過量的磷會妨礙鈣質的吸收**，進而導致骨質流失。

肉類等**蛋白質當中，每一克就含有十五毫克的磷**。成人每日所需的蛋白質量，男性是六十克，女性是五十克[8]。每一百克的肉類及魚類，大約能攝取到二十克左右的蛋白質。

磷的每日必需量，男性是一千毫克，女性是八百毫克[9]。光是達到每日必需的蛋白質量，男性就會攝入九百毫克的磷，女性會攝入七百五十毫克的磷。

如果是生鮮雞肉，就只會攝入蛋白質當中所含的磷；但如果是冷凍麥克雞塊等加工食品，就會因爲當中所含的磷酸鹽而攝入過量的磷。

我們平常經由食品添加物會攝入多少的磷，由於沒有公開的官方數據，目前仍然未知。在歐洲，即使是必須限制磷攝取量的腎臟病患都會攝取到三百毫克，在美國更可能會攝取到一千毫克。

食品中之所以要添加磷酸鹽，是因爲可以軟化火腿等加工肉類，或是讓魚漿製品的口感變好，所以成爲常見的食品添加物。

8 根據衛福部國民健康署發布的第七版國人膳食營養素參考攝取量，每日蛋白質建議攝取量，臺灣十八歲以上成人男性為五十五至六十克，女性則為五十克。

9 根據衛福部國民健康署發布的第七版國人膳食營養素參考攝取量，臺灣十九歲以上之成年人，鈣之足夠攝取量應維持在一千毫克，則對應之磷量為八百毫克。（編按）

磷也是牙齒的主要成分，八十%的磷存在於骨骼及牙齒當中，剩下的則分散於細胞膜及肌肉組織裡，人體能量的製造也需要磷的參與才能完成。

體內的磷與鈣通常保持著微妙的平衡，如果攝取過多的磷，就會妨礙鈣質的吸收；如果鈣質攝入過多，也會妨礙磷的吸收。多餘的磷會經由排泄排出體外，但也會順道帶走體內的鈣。爲了讓鈣質的排出維持在正常範圍內，**鈣與磷的攝取比例最好是一比二~三**（臺灣成年人建議攝取比例見前頁）。

話雖如此，但我們基本上無法從飲食當中分別計算出正確的量。幾乎所有的食材，包括肉類或蔬菜都含有磷，更不用說維持骨骼健康所必需的牛乳和乳製品了。即使是對造骨來說很重要的蛋白質，也有「攝取過多就會讓骨質變弱」的問題，因此很讓人困擾。肌肉重要？或者骨骼（健康）重要？這已經不是二選一的問題了。想要解決磷攝取過量的問題，最重要的還是**減少即食產品、加工食品、料理包、冷凍食品、進口食品及清涼飲料等的攝取量**。

當鹽分攝取過多，也會讓體內的鈣質隨著尿液排出，造成鈣質不足。前面所介紹過的「乳和食」，則可以作爲減鹽料理的選擇之一。

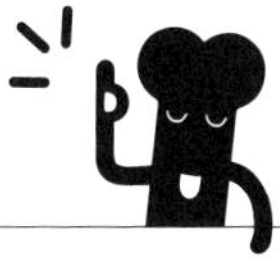

第 4 章

健骨飲食——「甩掉＋不增加」內臟脂肪的飲食

男性超過四十歲就要注意腰圍

四十歲前後開始，就進入了人生最後的階段——「老化」，因此「中年發福」的危機也提高了。

說到中年發福的標誌，就是眾所周知的「啤酒肚」。啤酒肚其實是危險的陷阱，會持續引發老化的症狀。許多男性可能早已抱著啤酒肚煩惱了，而女性在四十五歲之後開始進入更年期，也會面臨中年發福的危機。

「女性不能患上骨質疏鬆症，男性不能患上代謝症候群」，因爲這兩種疾病最終都會導致癱瘓，直接引發腦中風及腦出血等腦血管疾病。

代謝症候群指的是「新陳代謝症候群」（metabolic syndrome），主要是由腹部累積的「內臟脂肪」肥胖所引起。**內臟脂肪不但是老化的元兇**，更是「代謝症候

代謝症候群的診斷標準

（腰圍超標，②～④符合兩項就屬於代謝症候群）

① 腹部肥胖（腰圍）	男性 85 公分以上 女性 90 公分以上
② 中性脂肪	150 mg ∕ dl 以上
& 高密度膽固醇	40 mg ∕ dl 未滿
③ 血壓　收縮壓（最高值）	130 mmHg 以上
舒張壓（最低值）	85 mmHg 以上
④ 血糖值（空腹）	110 mg ∕ dl 以上

群的源頭」。

請看上面的圖表，腰圍是最重要的指標。內臟脂肪囤積會導致血脂異常、高血壓及高血糖等症狀。只要出現腰圍過粗、血脂異常、高血壓及高血糖任兩種以上的症狀，就會被診斷爲代謝症候群。

根據一項針對四十到七十四歲成人的調查（二〇一六年厚生勞動省研究班），全日本約有九百七十萬人罹患代謝症候群，高風險群約九百一十四萬人，也就是男性兩人中有一人、女性五人中有一人的比例。

代謝症候群基本上已經是中年男性的代名詞，因爲患者壓倒性地以男性居多，不過如果是「隱形代謝症候群」，卻有將近六成是女性。所謂隱形代謝症候群，就是腰圍沒有超標，但血脂、血壓及血糖都超過標準，屬於代謝症候群的高風險群。

日本女性腰圍的正常標準是九十公分，比起體型高大的歐美女性的八十九公分，這個標準其實略低[10]。因此，即使腰圍沒有超標，還是很有可能已經罹患代謝症候群。無論是男性或女性，**只要腰圍超過「身高的一半」就進入危險的範圍**，這點需要注意。

10 根據衛福部國民健康署的建議，臺灣成人男性的理想腰圍應小於九十公分，女性則應小於八十公分。（編按）

「中年發福」容易造成骨質疏鬆症

內臟脂肪是造成生活習慣病的「壞脂肪」，絕對不能過度囤積。男性非常容易囤積內臟脂肪，這也是他們「中年發福的眞正原因」。

其實，內臟脂肪原本是身體所必需的脂肪。它能儲存熱量以供身體日常活動所需，同時將內臟固定在正確的位置，並作爲緩衝以保護內臟不受到外來的傷害。

男性活動力強，會不斷地反覆儲存及消耗熱量，因此需要更多的內臟脂肪，這也是爲什麼男性容易囤積內臟脂肪的原因。

內臟脂肪會直接反映生活習慣。高熱量的食物、不健康的飲食生活，再加上運動不足，很快就會囤積過多的內臟脂肪。

不過，內臟脂肪雖然容易囤積，卻也容易消除。只要進行快走等持續性的運動，就能輕鬆地甩掉多餘的內臟脂肪。

內臟脂肪最容易囤積的部分，就在「大網膜」（greater omentum）——懸掛於胃的下方，像圍裙一樣覆蓋著小腸和大腸——到包覆固定腸子的「腸繫膜」（mesentery）之間的地方。

在第二章曾經提過能調節身體機能的「脂肪激素」，是由內臟脂肪及皮下脂肪等脂肪組織所分泌的物質。脂肪激素當中擁有保護身體的「優質因子」，也有帶來損害的「惡質因子」。

優質因子的代表是「脂聯素」及「瘦體素」（Leptin）。瘦體素除了可以抑制食慾，還能活化交感神經、燃燒脂肪，促進能量的消耗，進而預防肥胖。

想要維持瘦體素的正常分泌，有兩件事十分重要：**「細嚼慢嚥」**及**「攝取富含鋅的牡蠣及納豆」**。用餐時間至少二十分鐘，慢慢享受吃飯的樂趣，就能提高瘦體素的分泌力。

內臟脂肪也會分泌不少種類及數量的惡質因子。它們全都會降低胰島素的效率，造成高血糖、引發糖尿病；還會讓血壓升高、製造血栓，讓動脈硬化的問題更

「內臟脂肪」的好與壞

內臟脂肪最容易囤積在「大網膜」！

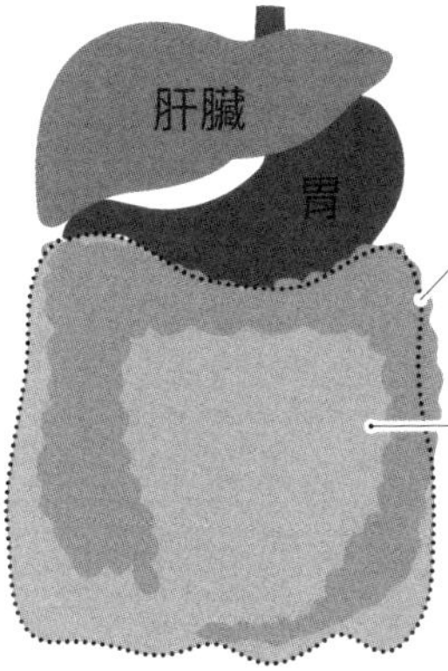

黏著在這裡！

大網膜

懸掛於胃的下方，像圍裙
一樣覆蓋著小腸和大腸。

內臟脂肪會分泌「優質因子」與「惡質因子」這兩種物質。
正常時優質因子勝出，肥胖時惡質因子占優勢！

惡質因子

TNF-α（腫瘤壞死因子 -α）
提高罹患糖尿病及動脈硬化的風險

PAI-1（纖維蛋白溶酶原活化物第 1 型抑制物）
讓血栓難以溶解，造成動脈硬化

血管收縮素
讓血壓上升

優質因子

脂聯素
長壽荷爾蒙

瘦體素
抑制食慾

加惡化，當中還有會造成身體發炎、引發癌症的有害物質。

肥大化的內臟脂肪會強化惡質因子對身體的作用。**過多的內臟脂肪會讓惡質因子處於優勢**，抑制對身體有益的優質因子的合成。當內臟脂肪的細胞肥大化，就會變成惡質因子。

雖然這個惡質因子與骨質流失的問題無關，但是目前已知內臟脂肪過多，也就是**擁有啤酒肚的人容易骨骼脆弱，變成骨質疏鬆症**。內臟脂肪囤積過多，會成爲生活習慣病的起因，也會招致新型的骨質疏鬆症。

骨骼荷爾蒙（骨鈣素）能縮小肥大化的內臟脂肪細胞，更能減少脂肪囤積，將它們轉爲「好的脂肪」。

每天早晚喝綠茶，甩掉內臟脂肪

脂肪細胞有兩個種類。一種是儲存脂肪的「白色脂肪細胞」，分布於全身，多數集中在下腹部、臀部、大腿、背部、上手臂及內臟周圍等處，主要的功能是儲存並供給能量，以及保護身體。但是，當脂肪過量累積，白色脂肪細胞就會膨脹，造成肥大及增生的現象，讓內臟脂肪變成有害的脂肪。

另一種是**大量產熱、燃燒脂肪的「棕色脂肪細胞」**，主要存在於脖頸處、肩胛骨周圍、心臟、腎臟周邊以及內臟脂肪當中。棕色脂肪細胞製造熱能的效率遠遠高於普通細胞，據說它們**產生的熱能是肌肉的七十到八十倍**，簡直就是高效能的熱能產生器。

近年來，許多人開始認爲，活化棕色脂肪細胞可以預防生活習慣病的形成。棕色脂肪細胞會隨著年齡增長而減少，進入四十歲之後就會開始慢慢消失，而**棕色脂肪細胞的消失也是引起中年發福的重大原因**。實際上也發現，基礎代謝率高及體內脂肪較少的人都擁有更多的棕色脂肪細胞。雖然我們無法阻止棕色脂肪細胞消失，但是可以活化及延長它們的壽命，像是脖子周圍的伸展運動（第 210 ～ 211 頁）及快走、游泳等都能活化這些細胞。

棕色脂肪細胞具有燃燒體內儲存的脂肪、將其轉變成熱能，幫助人體保溫的特性，而「**冷熱交替洗**」可以活化這個特性。做法是在洗澡時，針對棕色脂肪細胞所在的部位，先用二十度的冷水沖三十秒，再用四十度的熱水沖三十秒，反覆交替五次。

此外，在飲食上花些心思也能帶來效果。許多食材都擁有活化棕色脂肪細胞的功能，例如**大蒜、辣椒及芥末子就是非常好的食材**，另外，**含有豐富兒茶素的綠茶**，也擁有**活化棕色脂肪細胞的效果**。

想要甩掉內臟脂肪，**最有效的方法就是提高肝臟的機能**。肝臟能夠分解營養物質，將其轉換成身體能使用的能量，如果肝臟的機能變差，就不能充分地分解所攝取的營養素，導致它們無法被當成能量使用，只能被當成多餘的脂肪囤積起來。

因此，最好每週訂定一個「休肝日」，拒絕一切油炸物、甜食及酒類，改吃能提高肝臟功能的大豆製品或對身體有益的醋。

只要提高肝臟的機能，就能輕鬆甩掉過多的內臟脂肪，也會讓內臟脂肪更不容易在體內囤積。

戒掉宵夜就能防止中年發福

開始發胖、容易疲倦、三不五時就感冒……。進入四十歲之後，男性的身體狀況會出現明顯變化，並且開始走下坡，基礎代謝變差所造成的老化現象會逐漸開始展現，體內也會轉變成隨時可能引發生活習慣病的環境。

一旦身體突然開始發胖，基本上就是**「中年發福」**。中年發福屬於「內臟脂肪型肥胖」，是**身體開始老化的警訊**，也是免疫力變差的徵兆。四十多歲的人如果變得很容易感冒，就要特別注意了，因爲很可能已經變成**「容易罹患癌症的身體」**。

這不是危言聳聽，無論是感冒或是癌症，都是免疫力變差而引起的代表性疾病。況且，人體的代謝功能本來就會隨著年齡增長慢慢退化，沒有人可以倖免。

雖然無法避免，卻可以盡量減緩退化的速度。

偏食、暴飲暴食、過度飲酒、吸菸、運動不足、作息混亂、壓力……，這些不良的生活習慣都是導致代謝能力變差的主因，糟糕的飲食狀況影響更是巨大。

事實上，光是戒掉吃宵夜的習慣，就能防止代謝能力變差，減緩中年發福的情況。

注意！女性過了四十歲，發胖方式就會改變

許多女性進入四十歲，小腹會開始突出。確切地說，這是「**更年期肥胖**」，也就是**女性荷爾蒙減少所引起的內臟脂肪型肥胖**。大部分在更年期到來前就變胖的女性，多是屬於更年期肥胖。

女性不像男性那樣容易囤積內臟脂肪，因爲**女性荷爾蒙會抑制脂肪的囤積**。女性的身體需要保護子宮，所以女性荷爾蒙會將能量轉爲皮下脂肪儲存在臀部及大腿等下半身，年輕女性的肥胖多半是皮下脂肪過多所造成，屬於皮下脂肪型肥胖，也就是俗稱的「西洋梨型肥胖」。

日本人的皮下脂肪儲存能力比歐美人差，因此比起歐美人，日本人的內臟脂肪

所占比例更高。**不但皮下脂肪難以累積，一旦轉成之後又非常難以消除。**

只要女性邁入四十歲大關，基礎代謝就會驟然變差，明明飲食的質和量與三十多歲時沒有太大差別，體重還是增加了。這是由於身體的能量消耗能力減退，造成多餘的熱量累積在體內，男性中年發福也是這個原因。

多餘的熱量會變成脂肪，然後開始尋找儲存的地方，由於**下半身的皮下儲存能力差，這些脂肪就會轉而累積到內臟周邊**，變成內臟脂肪。

這個時候，不但基礎代謝的「變瘦機制」不再運作，**女性荷爾蒙的效果也開始減弱，導致多餘的脂肪開始囤積在內臟周圍**。但如果這時開始控制體重，多餘的脂肪就會先從內臟周圍開始減少，當內臟脂肪減少了，皮下脂肪自然也會變少。

世界衛生組織的國際癌症研究總署（IARC）就曾經發出警告，「因肥胖而罹患癌症的人數不斷增加」，而且「女性發病的機率比男性高出將近三倍」。

外表纖細的「隱形肥胖」更加危險

近年來，出現「更年期肥胖」的二十多歲女性開始增加。據說高達四到五成的二十多歲女性擁有這個別名「**隱形肥胖**」的問題，特徵是外表看起來纖瘦，小腹卻微微突出。

這是因爲腹部堆滿了內臟脂肪，雖然體重在標準值之內，體脂肪率卻可能早已突破三十%大關，也因此被叫做「隱形肥胖」。

它與更年期肥胖同樣屬於內臟脂肪型肥胖，不同的是，更年期肥胖是由於基礎代謝變差及女性荷爾蒙分泌減少導致的營養過剩，而隱形肥胖的主因卻是**營養不良**。

因爲營養不良造成基礎代謝功能變差，進而引起「**營養不良之下的營養過剩**」

這種奇怪的現象。

這些擁有「隱形肥胖」的二十多歲女性，統一的特徵就是「非常想瘦」。她們太害怕變胖，所以無時無刻都在注意熱量，造成飲食的品質變差，再加上運動不足，最後反而造成肥胖。

她們通常很少吃早餐，經常透過零食攝取熱量，同時也不吃蔬菜水果，因此體內缺乏維生素及礦物質，飲食習慣非常糟糕。不但營養不均衡，還偏向高糖分飲食，不吃早餐，中午就隨便以飯糰、三明治或麵包果腹。

隱形肥胖的女性原本就身形纖瘦，所以皮下脂肪根本沒有多餘的儲存空間。此外，營養不良還會造成月經不順，導致女性荷爾蒙分泌變差，**讓身體失去抑制內臟脂肪囤積的功能**，多餘的熱量為了尋找儲存之地，只能堆積在內臟周圍，變成內臟脂肪。

說到這裡大家應該明白了，沒錯，這些隱形肥胖的年輕女性，她們的飲食習慣**完全符合「容易罹患骨質疏鬆症」的條件**。因此她們也是近來急速增加的「骨質疏鬆症高風險群」。

啤酒肚會引發癌症，可怕的連鎖反應

一旦出現中年發福、更年期肥胖等情況，就會大大提高代謝症候群的風險。代謝症候群最可怕的地方就在於缺乏自覺症狀，讓動脈硬化在不知不覺中惡化，然後某一天突然引發腦中風（腦梗塞、腦出血等）及心肌梗塞等疾病。

癌症跟代謝症候群也有很大的關係。一旦罹患代謝症候群，血液中的壞膽固醇「低密度膽固醇」（LDL-C）就會增加，低密度膽固醇容易被自由基攻擊，形成氧化型低密度膽固醇（oxidized LDL）。

如果是健康有活力的身體，體內的免疫系統就會自然地啟動，促使巨噬細胞（Macrophages，白血球）吞噬並清除氧化的低密度膽固醇。但是，巨噬細胞吞食過多膽固醇就會死亡，殘骸會變成泡沫細胞黏附在血管壁上，形成粥狀斑塊（atheroma），造成動脈粥狀硬化。

動脈硬化會導致血流不順，讓巨噬細胞難以順利到達身體各個角落，以致無法及時擊退癌細胞。更不用說當免疫系統努力消除體內的氧化型低密度膽固醇時，需要動員大量的巨噬細胞，讓整體免疫力跟著下降。

提到代謝症候群，就會讓人聯想到糖尿病，雖然可能不太為人所知，但是**糖尿病也會誘發癌症**。根據日本厚生勞動省的調查，比起一般人，糖尿病患者罹患癌症的風險，男性是一點二七倍、女性是一點二一倍。

糖尿病會讓胰島素的效果變差，促使胰島素過度分泌並刺激癌細胞，進而引發癌症。因此，啤酒肚絕對不是可以放著不管的問題。

健骨飲食——打造「年輕、強韌、美麗」的九個條件

生活中不可或缺的「飲食」，會決定我們是否能擁有健康及豐富的人生。二十歲之前的飲食，是爲了幫助身體成長。三十歲之後的飲食，除了要維持身體各處的機能，更要提高整體的效率，也就是「**由重視數量轉為重視品質**」。

想要擁有健康及豐富的人生，首要條件就是不能生病，簡單來說就是「**不癱瘓的人生**」。想要達成這個目標，最重要的就是飲食。

具體的方法，就是每天在生活中攝入第三章曾介紹過的「健骨」必需營養素，也就是「**健骨飲食**」。所謂健骨飲食，就是有意識地在飲食中攝入日常所缺乏的鈣質及維生素D，除了可以避免骨質流失及骨質疏鬆症，更能全面預防、改善生活習

慣病。

這種飲食法不僅能促進最強回春物質「骨鈣素」的分泌，更能**甩掉並阻止萬惡源頭內臟脂肪的囤積**，也能幫助我們打造更年輕、強韌及美麗的身體。

接下來，就以健骨飲食為基礎，說明打造「年輕、強韌、美麗」的九個條件。

【健骨飲食】——打造「年輕、強韌、美麗」的九個條件

＊以「一日三餐」為原則

定時定量、三餐一定要吃，最好**養成在固定時間吃早餐的習慣**。由於工作的關係，午、晚餐比較容易變得不規則，但是早餐就沒有這個問題。

如果連早餐都變得不規則，就會習慣一次吃進大量的食物，容易造成營養不均及不足的問題，降低身體的免疫力。

*不要每餐吃到飽

健骨飲食最重要的一點，就是不要「吃到飽」。**八分飽**的狀況是身體最容易消化吸收的量，在用餐時，最好還能思考一下**每樣食材所具備的功能性**。

所謂的功能性，就是營養素當中所含的提升免疫力等特定的健康效果，例如蔬菜當中的多酚（色素、香味等）就具有抗氧化的能力。適量攝取多種富含功能性的食材，是提升免疫力的基本功。

「甩掉＋不增加」內臟脂肪的飲食

「健骨飲食」的基本

白飯、味噌湯，再加上含鈣質、維生素 D、蛋白質及維生素 K 等營養素的飲食。

納豆
維生素K
與蛋白質

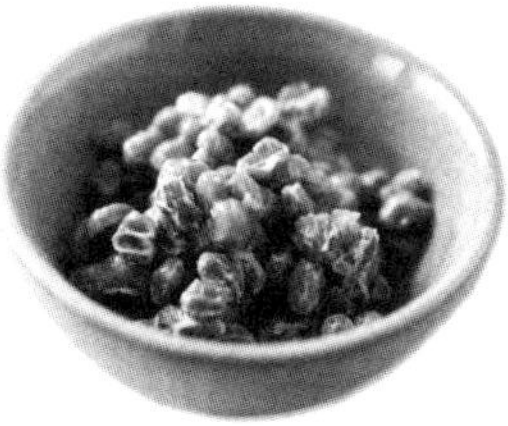

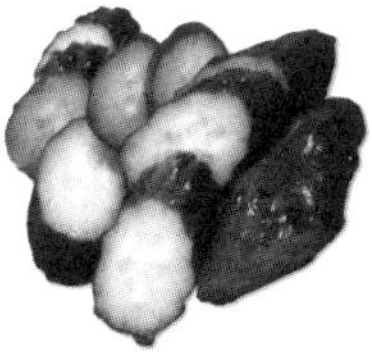

米糠黃瓜
維生素K

吻仔魚
維生素D
與蛋白質

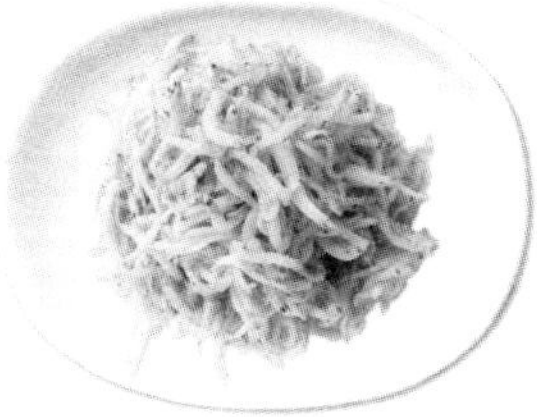

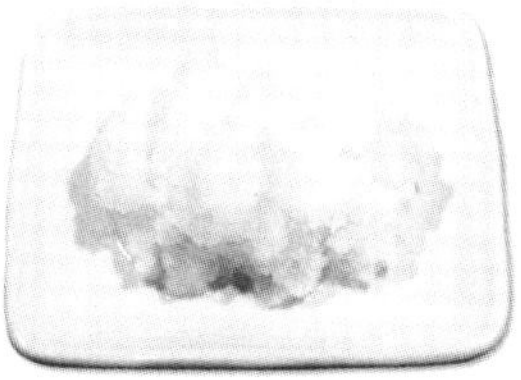

白蘿蔔泥
鈣質

打造「年輕、強韌、美麗」的九個條件

1. 以「一日三餐」為原則	固定時間吃早餐。
2. 不要每餐吃到飽	飲食一定要適量。
3. 預防「身體糖化」	從蔬菜開始吃起。
4. 預防「身體氧化」	早餐攝取生菜及水果！
5. 預防「高鹽危害」	小心「肉＋鹽」！
6. 努力「排寒」	用蛋白質提升免疫力。
7. 清除「腸內垃圾」	預防便祕。
8. 晚餐後隔兩小時再就寢	在睡眠中燃燒內臟脂肪。
9. 與其吃肉，不如吃魚	攝取好的脂質。

紅、橙、綠……顏色越鮮豔，抗氧化能力越強

＊預防「身體糖化」

老化的主要原因是身體的「糖化」及「氧化」，兩者都可以靠飲食的力量來預防。糖化會給體內由蛋白質製造的細胞、荷爾蒙、酵素等身體構造及機能帶來危害，骨骼自然也不例外。如果維持骨骼強韌的膠原蛋白被糖化，骨骼就會失去彈性及韌度，變得脆弱易碎。

糖化反應會讓蛋白質劣化變性，形成糖化終產物「AGEs」，這種劣質蛋白質也常見於油炸物及煎炒物當中。大部分經由食物攝取的 AGEs 都會被分解，再透過排泄排出體外，但仍然有微量的 AGEs 會殘留在體內，對細胞造成傷害。

為了預防AGEs的傷害，最好從主食開始就**簡單限制糖分**，同時避開會讓餐後血糖急速上升的飲食方式。

首先避開高糖飲食，用餐時**先吃蔬菜**，每餐只吃八分飽；再來就是減少煎炸等高油料理、燒烤物及點心零食的攝取次數。原則簡單即可，不需要太過嚴苛。

用餐時先吃蔬菜，是為了避免血糖急速上升。空腹時，如果一開始就攝入白飯等糖分較多的食物，會讓血糖急速上升。

血糖值原本在餐後就會上升，但問題在於上升的方式。為了讓血糖能以正常的速度上升，最好先從糖分較少的蔬菜開始攝取。之後，再按照（血糖值不易上升的）順序攝取味噌湯、蛋白質、含有脂肪的主菜及附餐，最後再吃加入砂糖的燉物及白飯。

先從蔬菜開始攝取的另一個理由是，蔬菜當中所含的豐富膳食纖維可以**縮短胃裡的消化過程、減少糖分吸收**。

除了蔬菜之外，還可以多攝取香菇、杏鮑菇等**蕈類、海藻類及豆腐等抗糖化的食材**。餐前飲用低脂牛奶、優酪乳，也可以預防血糖的急速上升。

「7 色蔬菜」的強大回春能力！

植化素・迷你百科

蔬菜的紅、橙、黃、綠、紫、黑、白等 7 種顏色屬於天然色素，具有強大的抗氧化能力！大致分為植物多酚及類胡蘿蔔素。

紅

◆ **茄紅素**→番茄
效能：預防癌症、對抗紫外線。
◆ **辣椒素**→紅椒
效能：燃燒脂肪、促進血液循環、預防癌症。

黑

◆ **綠原酸**→牛蒡、地瓜、馬鈴薯
效能：減肥效果、調整血壓及血糖。

白

◆ **異硫氰酸鹽**→高麗菜、白蘿蔔、山葵
效能：消除幽門桿菌、讓血液變清澈。
◆ **二烯丙基二硫**→長蔥、洋蔥、蒜頭
效能：預防高血壓、讓血液變清澈。

紫

◆ **花青素**→茄子、紅味噌、紫色高麗菜
效能：維護肝臟機能、預防高血壓。

橙

◆ **β- 胡蘿蔔素**→胡蘿蔔、南瓜
效能：預防癌症、減少皺紋及黑斑。

黃

◆ **類黃酮**→洋蔥
效能：促進血液循環。
◆ **葉黃素**→玉米、南瓜
效能：預防癌症、提升肝臟機能、改善視力。

綠

◆ **葉綠素**→綠色花椰菜、秋葵、茼蒿、青椒、菠菜
效能：預防癌症、調整膽固醇。

超級營養素！

食物纖維——降低血糖值！

每日目標量　19 克

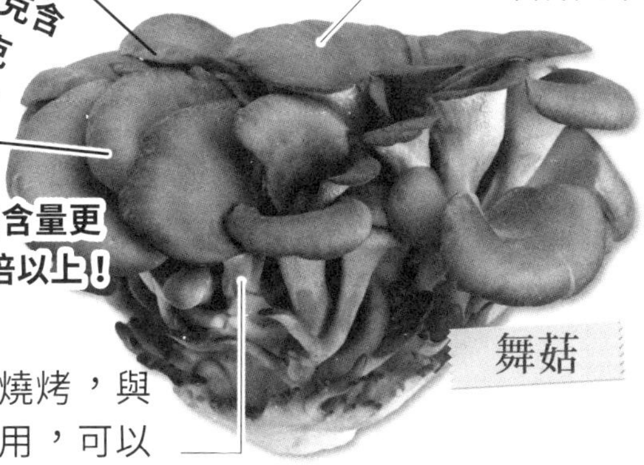
舞菇 100 克含
有 3.5 克
食物纖維！
維生素 D 比
香菇豐富！
乾燥舞菇含量更
高達 10 倍以上！
舞菇
適合燉煮或燒烤，與
肉類一起使用，可以
軟化肉質。

推薦的食物

辣韮
　100 克→ 20.7 克
菜豆
　100 克→ 19.3 克
牛蒡
　100 克→ 5.7 克

【功效】

- ◆ 降低血糖值。
- ◆ 美肌。
- ◆ 消除便祕。
- ◆ 維護骨骼及牙齒的健康。
- ◆ 預防癌症。

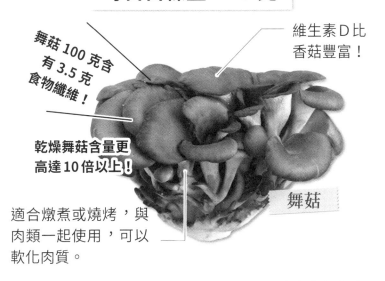

＊預防「身體氧化」

不少專家學者都主張「氧化」是造成老化的主因。活性氧擁有比氧氣更強的氧化力，會在大腦、肺部大量生成。活性氧是氧氣燃燒過後的殘渣，會累積在體內形成毒素，讓製造細胞膜的脂肪（脂質）氧化，變成**萬病之源——「過氧化脂質」**。

使用舊油或是炸完後放置一段時間的油炸物，其外表就會形成過氧化脂質。當油溫過高，開始冒出油煙及油泡，也會加速油類的氧化。

造骨細胞所分泌的骨鈣素可以消除活性氧，許多食材也含有強大的抗氧化功效，最具代表性的就是各色蔬菜。

蔬菜分成**紅、橙、黃、綠、紫、黑、白等七種顏色（彩虹食物）**，每種顏色都擁有獨特的香味及苦味，所含成分（植化素）對健康也有特殊的效果，並隱含強大的抗氧化能量。

每日攝取各色蔬菜，不但可以攝取到植物多酚及類胡蘿蔔素等抗氧化物質，還能輕鬆補足身體所需的各種維生素及礦物質。

超級營養素！

植化素——打造不生鏽的身體！

每日目標量　1天5色，每週7色！

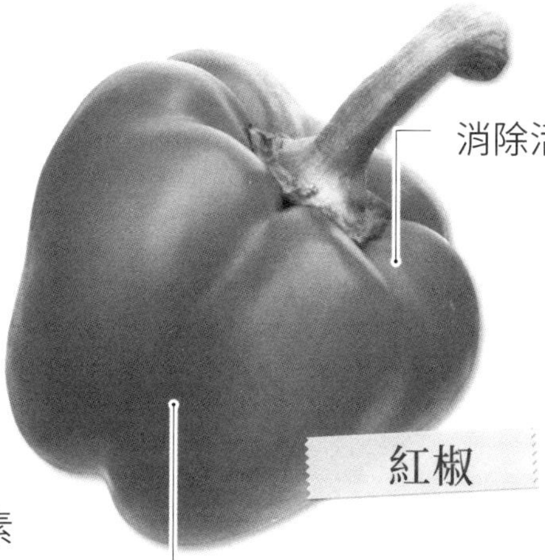
消除活性氧！
紅椒
β- 胡蘿蔔素等類胡蘿蔔素是青椒的7倍、維生素C也高出2倍！

推薦的食物

顏色鮮豔、香氣濃郁的蔬菜。

小松菜　**韭菜**
茄子　**青椒**

【功效】

- 具有強力的抗氧化作用。
- 改善身體冰冷。
- 活化新陳代謝。
- 消除疲勞。

只要一天攝取四到五種顏色，就不會出現營養不均衡的問題，然後盡量在**一週內攝取完七種顏色的蔬菜**。這麼一來，就不用煩惱該吃什麼、以及身體是否獲得足夠的營養了。

顏色越鮮豔、香氣越濃郁的蔬菜，抗氧化能力越強，最好可以積極攝取。無論是生食或是經過加熱都可以，以每天攝取三百五十克以上為目標，大約是兩盤炒青菜的量。

水果也富含抗氧化物質，建議**每天早上都要攝取蔬菜及水果**，最好直接食用生菜沙拉或是現打果汁，因為只有生食才能攝取到幫助消化的食物酵素。

另外，除了抗氧化能力之外，在早上攝取大量蔬果也能控制一整天的血糖值，因為膳食纖維即使到了小腸也能延緩糖分的吸收。就算只是攝取大約三十克的高麗菜絲，效果也能維持到中午。

用蘿蔔乾排出體內多餘鹽分

*預防「高鹽危害」

不只是高糖，高鹽飲食也是造成中年發福、更年期肥胖的原因。

當鹽分攝取過量，身體為了降低體內的鹽分濃度，就會增加水分及食物的攝入。不只如此，還會大量分泌胃酸、膽汁等消化液，讓食慾大大增加，進而引起水腫及肥胖。

日本料理是世界知名的健康飲食，**唯一的缺點就是鹽分過高**。日本人的每日食鹽平均攝取量，成年男性超過十一克、女性將近十克。厚生勞動省建議的每日目標攝取量，男性是八克以下、女性是七克以下。世界衛生組織建議的食鹽攝取量更是每天五克以下。

高鹽飲食所引發的代表性疾病，就是腦中風及癌症。鹽分與肉類（動物性脂肪）合在一起會讓血壓上升，提高腦中風的風險。**癌症更是高鹽所引發的疾病**。

血液及淋巴液當中的鈉（鹽分）與細胞內的鉀，在濃度上需要保持一定的比例（鈉鉀平衡），才能讓細胞正常運作，維持體內良好的狀態。

但是，如果長期攝取過度鹽分，就會導致水與電解質失去平衡，讓細胞出現異常，進而引發癌症。

高鹽也是引發胃癌的原因。胃癌與幽門螺旋桿菌有關，**高鹽飲食則會促使這種細菌增生**。過多的鹽分會損害胃黏膜，造成胃黏膜充血、潰瘍，讓傷口感染幽門螺旋桿菌，細菌再釋放出毒素破壞胃壁，造成幽門螺旋桿菌大量增生，反覆感染之下，就大大提高了罹患胃癌的風險。

爲了避免高鹽危害身體，**最好的方法就是藉助蔬菜、水果的力量**。蔬菜、水果富含鉀離子，能夠促進鈉的排出，**調節體內鹽分**。只要體內的鈉與鉀保持平衡，細胞就能維持正常，讓大腦及心臟等身體機能健康運作。

富含鉀離子的蔬菜有白蘿蔔，**蘿蔔乾的含量更是驚人**，是生蘿蔔的十四倍。馬

超級營養素！

鉀——保護身體不受鹽害！

每日目標量　2800 毫克

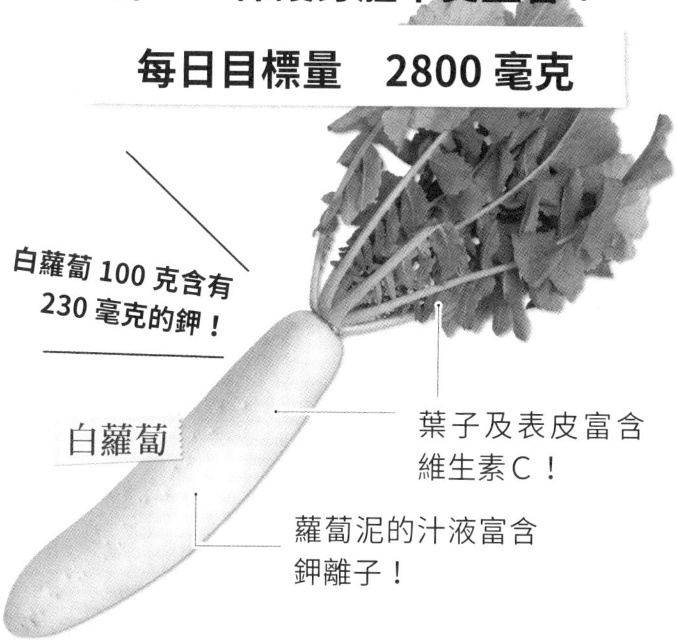
白蘿蔔 100 克含有
230 毫克的鉀！
白蘿蔔
葉子及表皮富含
維生素 C！
蘿蔔泥的汁液富含
鉀離子！

推薦的食物

酪梨
100 克→ 720 毫克
榨菜
100 克→ 680 毫克
雞胸肉（去皮）
100 克→ 350 毫克

【功效】

◆ 排出鹽分。
◆ 預防癌症。
◆ 預防高血壓。
◆ 優良的整腸作用。
◆ 消毒作用。
◆ 殺菌作用。

鈴薯、蘋果的鉀離子含量也很豐富。

日本人鹽分攝取過量的主要原因，是因爲習慣用醬油、醬汁、沙拉醬及美乃滋來調味。可以將調味料及沙拉醬換成醋或是檸檬汁，味噌湯改用柴魚熬煮，就能變成健康的減鹽料理。

「蘋果＋醋」是提高免疫力的最強組合

＊努力「排寒」

近年來，「寒性體質」的人數爆增，女性高達七到八成、男性則將近三成都是寒性體質。**「寒性體質」會削弱人體的免疫力**，因此不可小覷。

人體的免疫系統主要是透過白血球的顆粒球（granulocytes）及淋巴球等免疫細胞的平衡來維持正常運作，前面提過的巨噬細胞是白血球，自然殺手細胞則屬於淋巴球。

免疫系統是人體的自我保護機制，核心部分是淋巴球，當人體受到病毒等微生物或癌細胞的侵襲，淋巴球就會率先出來識別並將之消除。如果淋巴球的功能變差，人就容易感冒。當體溫上升，淋巴球就會增加，行動也會更活躍；如果體溫偏低，淋巴球的數量就會減少。

顆粒球主要負責吞噬體積較大的細菌等異物，當人體體質偏寒，顆粒球就會增多，導致免疫系統失衡，使免疫力變差。因此，**對免疫力來說，寒氣是最大的敵人**。

如果想要排寒並增強免疫力，最重要的就是改善飲食、運動及睡眠等生活習慣，特別是飲食的效果更是立竿見影。關於**食物能活化免疫力**的研究，全球包含日本在內已有十足的進展，目前已知許多食材都含有提高免疫力的成分。

首先，就是要完整攝取能製造淋巴球等免疫細胞的蛋白質。接下來，就是努力攝取能促進新陳代謝的維生素B群（B_1、B_2等）、擁有抗氧化作用的維生素A、C和E，最後，再積極補充能排除多餘鹽分的鉀。

B_1能幫助細胞製造能量，B_2能促進脂肪燃燒、加速代謝……總之，維生素B群是促進細胞再生、增強抗壓能力的必需營養素。

蛋白質是排寒的最佳食材，因此可以多加攝取牛肉、豬肉、雞肉、雞蛋以及大豆製品。特別是**雞胸肉**含有消除疲勞的成分「含組氨酸的二肽」（Imidazole

超級營養素！

蘋果多酚——提升免疫力！

每日目標量　半顆～1顆

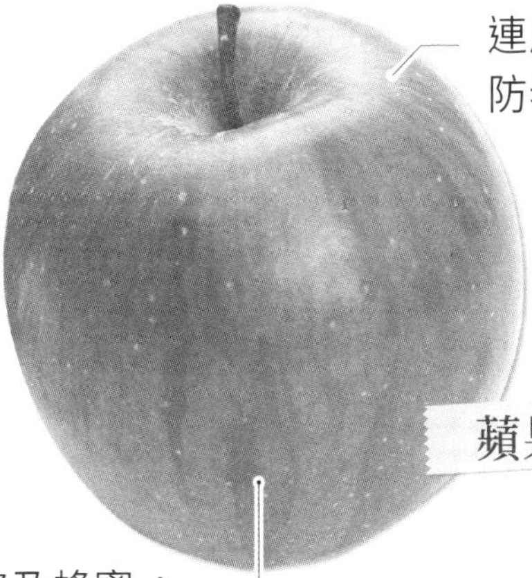
連皮吃可以預防老化！
蘋果
蘋果泥＋優格及蜂蜜，效果倍增！

推薦的食物

蒜頭
綠茶
生薑

【功效】

- 消除內臟脂肪。
- 抑制老化。
- 預防癌症。
- 優良的整腸作用。
- 減少低密度膽固醇。

dipeptide），效果非常良好。此外，鮪魚也含有豐富的「含組氨酸的二肽」。

寒氣入侵特別嚴重的人，可以多食用維生素E含量豐富的**南瓜、酪梨及堅果類**。

不過，攝取過多肉類會對消化造成負擔，也容易吃膩。這時候可以多加活用手邊容易獲得的食材，像是蘋果及醋。**免疫細胞超過六成都集中在小腸**，蘋果裡含有非常多膳食纖維中的果膠成分，能改善腸道中的環境。蘋果多酚（蘋果中所含多酚類物質的通稱）可以保護免疫細胞不受活性氧的攻擊，鉀離子成分也很多，讓人體遠離高鹽的傷害。

醋可以幫助打造不易發胖、不易疲勞的體質，當中所含的醋酸會在體內轉爲檸檬酸，幫助人體提升代謝、消除疲勞。原則上需要每天攝取，因爲只要停止攝取，就會很快變回原來的體質。

學界一直以來都認爲製造免疫細胞的能力會隨著年齡增長而減退，不過近來發現骨骼荷爾蒙（骨鈣素）分泌量的減少，才是促使製造免疫細胞的造血幹細胞老化的主因。但是，**只要利用蹬腳跟運動刺激骨鈣素的分泌**，就能重新喚醒造血幹細胞的生產能力。請大家搭配健骨飲食，養成每天的良好習慣吧！

一天一顆奇異果，腸道立刻順暢

*清除「腸內垃圾」

免疫力主要依靠大部分棲息在大腸內各種腸道菌叢的平衡，這些一百多種、數量超過一百兆的腸道菌會分解各種食物殘渣，釋放出大量的物質。

對身體有益的就是益菌，對身體有害的就是壞菌。益菌的代表，就是一般人所熟知的優酪乳及發酵食品當中所含的乳酸菌。乳酸菌是比菲德氏菌及保加利亞乳桿菌等細菌的總稱，而**比菲德氏菌就是改善腸道環境的關鍵**。

比菲德氏菌可以分解食物當中所含的寡糖，並且代謝出醋酸及乳酸，避免壞菌及病菌與腸壁接觸、促進腸道的免疫力，增加腸道中好菌的生長。

壞菌的代表就是大腸桿菌。腸道內的壞菌會因爲便祕、肉食、老化及壓力等原因大量繁殖，讓腸內腐敗加速、製造毒素，反覆造成便祕及腹瀉，最終引發大腸癌等各種腸內疾病。

壞菌還會造成血管收縮、讓血流變得不順，一旦血流出現滯塞，六成以上集中在小腸的免疫細胞就無法獲得充分的養分及氧氣。同時，也會讓免疫細胞難以順利到達身體各處，降低人體的免疫力。

對於骨骼來說，健康的腸道環境非常重要。因爲骨骼的主要成分鈣質需要經由小腸吸收，一旦腸道環境變差，吸收能力也會跟著下降。

壞菌增加的主要原因就是便祕。便祕是大腸蠕動功能不良所造成的，如果大腸蠕動太慢，食物殘渣在腸道內停留過久，就會失去排便所需要的保水度，讓大便變得過於乾硬，造成排便困難。然後，停留在腸道內的大便就會逐漸腐敗，產生大量毒素，這些毒素會滲透到血液中，破壞細胞及內臟的功能。如果腐敗持續下去，大便就會被分解爲有害物質，順著血液運至全身，破壞體內的環境。

內臟脂肪的囤積也會造成便祕，當內臟脂肪累積過多就會壓迫到大腸，讓大腸無法正常蠕動。而女性在子宮及卵巢周圍的內臟脂肪則會壓迫到排便出口的直腸，造成出口阻塞型便祕。

大便惡臭就是腸道累積過多毒素的證據，如果放屁很臭就要小心了。

腸道環境可以藉由攝取富含膳食纖維以及促進消化吸收的食物酵素的健康食材來改善。**寡糖及膳食纖維能促進益菌繁殖成長**，因此可以多攝取花椰菜、胡蘿蔔、菠菜及小松菜等黃綠色蔬菜，還有白蘿蔔、牛蒡等根菜類，再來就是各色水果。

還有一個方法是每日食用**發酵食品**，從外部補充益菌。優酪乳、乳酸菌飲料、納豆及泡菜都是很好的食物。只要腸道環境變好，排便自然就會順暢，因此努力每天攝取發酵食品吧！

爲了不讓腐敗的大便囤積在腸道內，可以多食用**奇異果、鳳梨及蘋果**。只要腸道環境改善，就能解決便祕的煩惱。

睡七小時就不易累積內臟脂肪?!

＊晚餐後隔兩小時再就寢

晚飯吃完立刻就寢，會讓身體一直處在血糖值上升的狀態。

人體在睡眠時會分泌生長激素來修復白天受損的細胞，然後燃燒脂肪、製造肌肉。但是，**當血糖值上升，生長激素的分泌就會受到抑制**。從飲食中攝取的能量也無法被妥善使用，轉而變成內臟脂肪囤積起來。

血糖值會在餐後急速上升，經過三小時再慢慢下降。因此，用完晚餐之後最好隔兩小時，**等食物消化到稍微有點飢餓感時再就寢**，是很重要的事。宵夜最好不要食用糖分較多的甜點及碳水化合物，還有睡前酒，都會導致內臟脂肪的囤積。

睡眠會大大影響食慾。睡眠時間太短，胃部就會分泌讓人有空腹感的荷爾蒙

「飢餓素」（Ghrelin），當飢餓素分泌過多，抑制食慾的荷爾蒙「瘦體素」就會減少分泌。也就是說，**睡眠不足會導致飲食過量**。瘦體素具有抑制內臟脂肪囤積的功能，一旦分泌量減少，就會增加內臟脂肪的累積。

根據調查統計，七小時左右的睡眠時間最健康，也最能保持長壽。睡眠時間約七小時的人，比起不足及超過的人，更不容易罹患生活習慣病。

想要提升免疫力，就必須將睡眠時間維持在七小時左右。經常只睡四小時左右過少的時間，會讓血糖失去控制、血壓上升，因此最好避免。

肉類一定要選擇雞肉

*與其吃肉，不如吃魚

肉類是攝取蛋白質最好的食材，特別是牛、豬、羊及雞等肉類。蛋白質主要用來製造肌肉、內臟、酵素、頭髮、骨骼及皮膚的膠原蛋白等人體的重要組織及器官。

除了前面提過的肉類，魚蝦、米、豆類及蔬菜等各種食材也都含有蛋白質。但是，當中還是以**動物性蛋白質最為優質**，在體內吸收的效率也最好。淋巴球等免疫細胞也是由蛋白質所製造，爲了讓免疫細胞正常運作，就需要優良的蛋白質。肉類作爲優良蛋白質的來源，是能**有效強化免疫力的食材**。

話雖如此，日本人的體質卻較難消化蛋白質，一旦攝取過多就會引起腸內腐敗，所以需要注意。

如果早上起床時覺得很疲憊，通常是前夜晚餐當中所攝取的蛋白質在睡眠中繼續消化，導致身體沒有得到充分的休息。人體通常在睡眠期間進行修復及再生，因此晚餐需要攝取蛋白質，但是爲了良好的睡眠，最好還是攝取**容易消化的低脂蛋白質**。

在脂肪方面，魚類及大豆的脂肪比肉類更爲優質且含量更低，以日本人的食量通常不會攝取過量。若是擔心吃太多肉類，可以改吃**魚類及大豆製品來補充蛋白質**。

四足動物的肉類中所含的脂質通常是飽和脂肪酸，也就是肉類燉煮後冷掉所凝結的白色脂肪。飽和脂肪酸攝取過多，會導致免疫力下降，也會傷害細胞的遺傳因子，提高罹患癌症的機率。

雞肉中雖然也含有飽和脂肪酸，但是卻含有更多能讓血液變清澈的不飽和脂肪酸，就算每天食用也沒有問題（以一次爲限）。

另外，不喜歡吃魚的人，也盡量至少要攝取鮭魚。**鮭魚是「低脂肪高蛋白」的**

最佳代表，也是一種超級食物。它的卡路里含量只有豬肉的六成，最適合用來代替肉類作爲主菜。

雞蛋也是「蛋白質的最佳來源」之一。雞蛋含有除了維生素C以外的所有重要營養素，跟大豆一樣擁有等同肉類及魚類的營養價值，是**提高免疫力的最佳食材**。它可以抑制內臟脂肪的囤積，維持並恢復青春活力，對人體來說不可或缺。

鮭魚切片回春效果絕佳

魚類含有大量的抗氧化物質、優良蛋白質、多種維生素及礦物質，是營養均衡的優秀食材。

青皮魚的竹莢魚、沙丁魚、鯖魚及秋刀魚，白肉魚的鮭魚、比目魚及鯛魚都具有強大的抗氧化能力，能抑制人體的老化。

雖然魚類作爲食材具有優秀的抗氧化能力，但是本身卻容易氧化，特別是青皮魚。因此「青皮魚一定要新鮮」，這是非常重要的一點。

青皮魚除了擁有抗氧化能力，更值得期待的是當中所含的優良脂肪ＥＰＡ（二十碳五烯酸）及ＤＨＡ（二十二碳六烯酸）等多元不飽和脂肪酸的健康效果。

這種優良脂肪能幫助血管回春、預防及改善生活習慣病，更是抗老修復不可或缺的營養素，尤其以鮭魚的含量最多。

ＥＰＡ能讓血管保持乾淨順暢，ＤＨＡ能活化大腦細胞。只是ＥＰＡ及ＤＨＡ都不耐高溫，只要加熱就會變質或減少，煎煮或燉煮會損失兩成左右，油炸的話更可能減少六到七成。

如果想從燉魚或烤魚攝取一天所需的ＥＰＡ及ＤＨＡ，青皮魚的鯖魚切片需要一片，竹莢魚、沙丁魚、秋刀魚則需要一條（中等體型）。

如果是白身魚，只要食用鮭魚切片一片、鯛魚生魚片兩到三片就能獲得一天所需的量。ＥＰＡ以沙丁魚、黑鮪魚腹肉、鯖魚及鰤魚含量較多，ＤＨＡ則在黑鮪魚腹肉、鯖魚及鰤魚當中有豐富含量，都是屬於對人體有益的Omega-3系脂肪酸。

我們曾針對年輕女性做過研究，ＥＰＡ及ＤＨＡ對維持大腿骨的骨質密度有非常大的影響。

但是，近年來大家越來越不愛吃魚，魚蝦類的消費量從二〇〇一年到達高峰之後，就開始逐年下降。到了二〇一一年只剩下高峰期的七十%，低於肉類的消費量。

請運用健骨飲食搭配下一章的骨力訓練，打造「年輕、強韌、美麗」的身體吧！

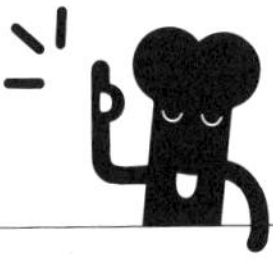

第 5 章

簡單骨力訓練，打造更年輕、有元氣的身體

《簡單骨力訓練》只做這些運動就能回復青春

*「小衝擊」比「大刺激」對健骨更有效

即使骨骼已經攝取了充分的必需營養素，但如果沒有配合足夠的運動，就無法建構出強韌的骨骼。如果只考慮骨骼的健康，重點就是「**先運動，再食補**」。

但是，這個運動不需要太耗費精力，像是花上一個小時、弄得自己上氣不接下氣之類的，完全沒有必要。只需要每天進行一百秒的「蹬腳跟運動」就足夠了。前面曾經提醒過很多次，只需要**對腳跟施加重力、給予「小衝擊」**，就能維護骨骼健康，還能讓身體重獲「年輕與美麗」。

蹬腳跟運動能對身體施加三倍體重的重力，這裡需要的是「對腳跟的小衝擊」，而不是對皮膚強力按摩或拍打手腳骨骼的「大刺激」。當骨骼受到衝擊，骨細胞會感受到威脅而發出「保護身體、強化骨骼」的訊號，增加造骨細胞的數量，促進骨骼代謝，同時增加世上**最強的回春物質——骨鈣素**的分泌。

骨鈣素對全身器官都能發揮作用，還能活化身體各項機能、延緩老化。只需要對骨骼施加負荷，骨骼的主要成分鈣質就會附著在骨骼的基礎結構膠原蛋白上，製造出強健的骨骼。

只需要一百秒就能提高骨力的「骨力訓練」，在第一章裡介紹了「迷你跳躍」、「原地踏步」以及「蹬腳跟」這三個基本訓練。

本章則要介紹另外三個將基本訓練略做改良的運動，即使不擅長運動也能隨時實行，並且獲得良好的效果。它們的強度比較強，可以運動到全身，因此具有**更佳的回春效果**。

重獲強韌骨骼！

1

膝蓋微彎，抬起單腳。

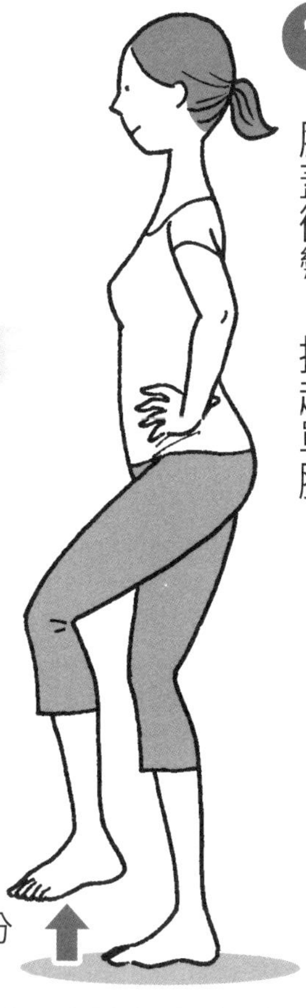

膝蓋彎曲，重心放到一邊，
將單腳抬高 10 ～ 15 公分高。

簡單骨力訓練

提升「骨力」及「平衡感」！

單腳蹬腳跟

目標

1天 10次 ×3~5組

分批進行也OK。

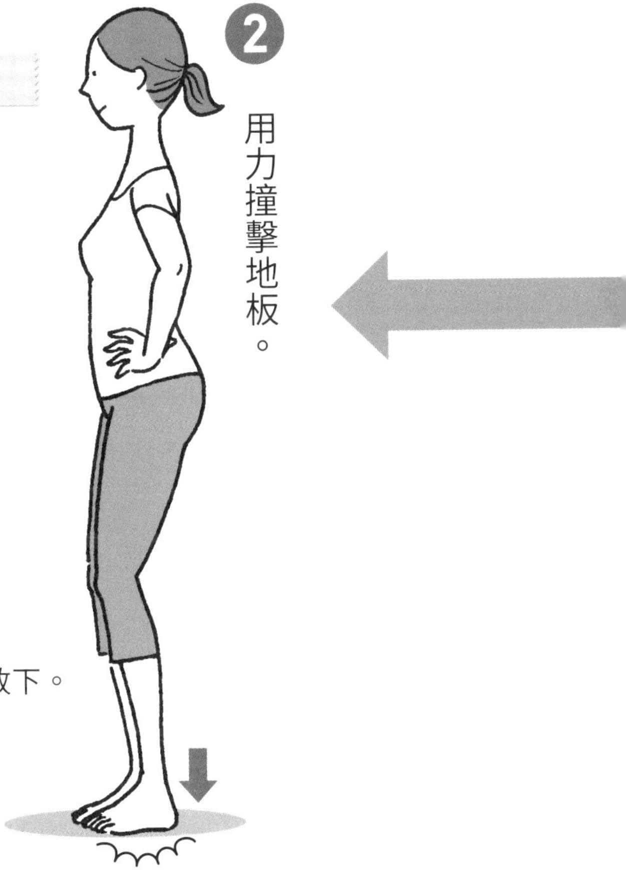

每2秒重重放下。

落地時以腳跟著地，最後整個腳底貼合地面。

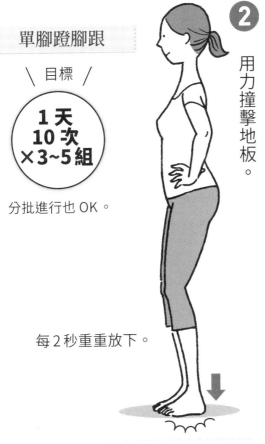

最強回春法！

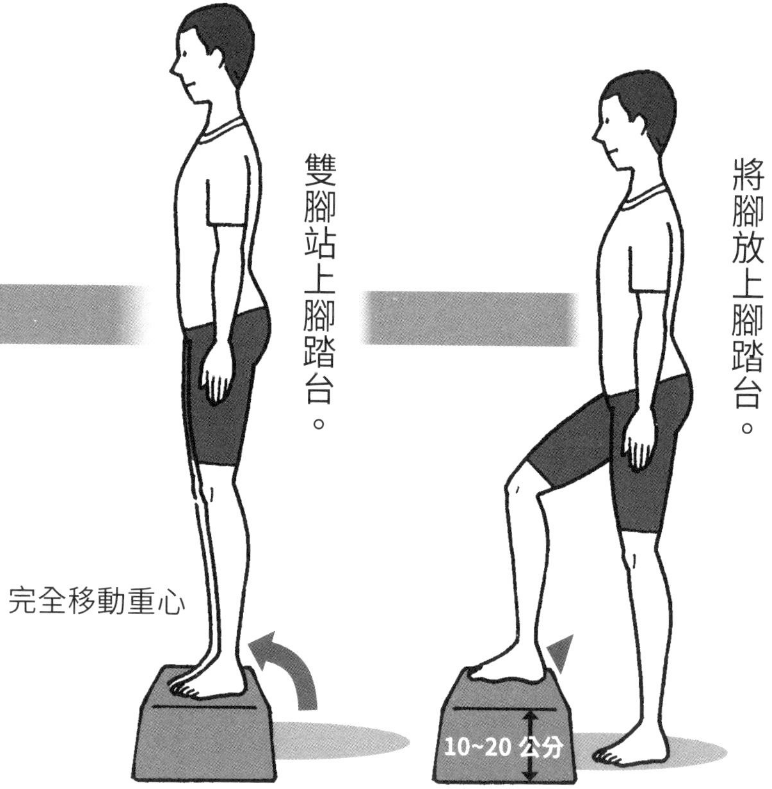
將腳放上腳踏台。
10~20 公分
雙腳站上腳踏台。
完全移動重心

1

準備 10 ～ 20 公分高的腳踏台，先放上單腳。

2

將另一隻腳放上去，雙腳併攏站好。

簡單骨力訓練

提升「骨力」及「腿力」！

高低升降

目標

1天
10次
×3~5組

分批進行也 OK。

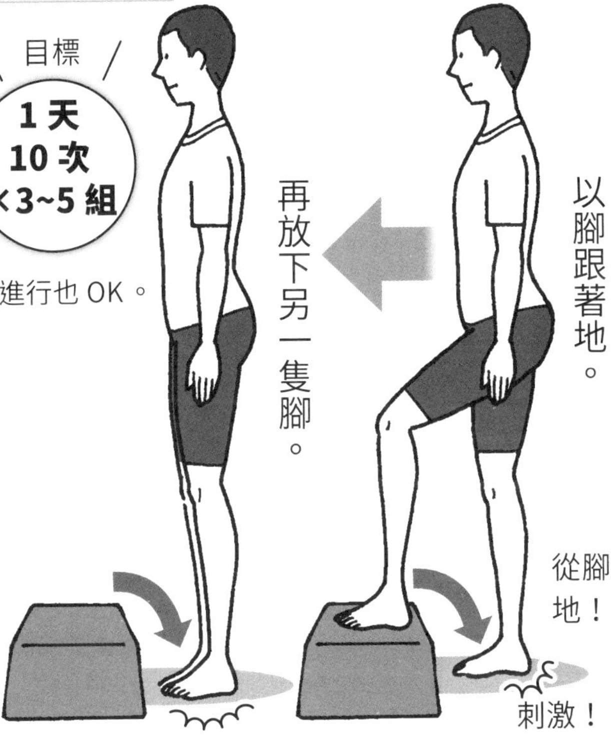

4

雙腳著地。

3

單腳放下，以腳跟著地。

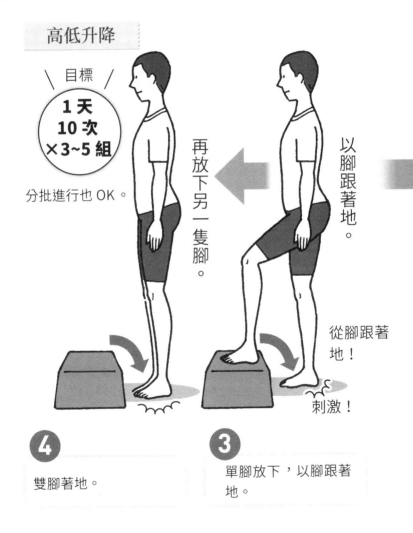

＊用跳躍運動加強骨質密度

藉由運動對骨骼施加負荷，能讓製造骨骼的造骨細胞變得更加活躍。無論到了幾歲，只要對骨骼施加重力及衝擊，都能夠鍛鍊骨骼。

當身體一直處在活動狀態中，造骨細胞就會努力維持骨骼的年輕及美麗。但是，如果不活動身體、一整天只坐在位子上工作，造骨細胞就會停止活躍。缺乏活動的身體狀態，會讓**造骨細胞產生「不必保持年輕活力」的判斷**。

本章的每個骨力訓練都設有目標次數及時間，也就是說至少要達到這個運動量。如果體力還有餘裕，還可以增加次數及時間，會讓效果變得更好。

只要對骨骼施加衝擊就能增加骨量——這個結論已經經由實驗獲得了證實。這個實驗是要求十九名屬於骨質疏鬆症高風險群的男性患者，每週三天進行各三十次的「原地跳躍」，時間持續一年。結果，當中有十八名男性的骨量都增加了。不僅如此，抑制造骨細胞製造新骨的「抑硬素」分泌量也減少了。

夾雜著短暫休息，一天三十次的迷你跳躍——只要這樣，就能運動到整個身體。甚至還不需要每天進行，一週只要三天就能達到良好的效果，對於不喜歡運動的人來說，是再適合不過的運動方式。

迷你跳躍是簡單的全身運動，可以對身體施加四倍體重的重力。雖說是「跳躍」，但完全不需要跳得太高太遠，只要在落地時以腳跟著地，最後整個腳底貼合地面即可。加上跳躍時需要彎曲膝蓋，所以能更有效率地運用腿部全部的肌肉。

雙腿集中了全身七十％的肌肉，如果能夠有效使用也能提高熱量的消耗，是減肥的最佳辦法。

跳躍運動也能促進血液循環、讓血流順暢，如果平衡感良好，可以直接像跳繩那樣進行跳躍運動。反覆的簡單跳躍可以刺激內臟，讓血流更通暢。

迷你跳躍聽起來很輕鬆，其實跟游泳一樣是有氧運動，能提高身體吸收新鮮氧氣的能力，同時促進血液循環，讓氧氣及營養素充分供應到全身，促進身體的新陳代謝。

大多數伏案工作的上班族，容易出現**長時間姿勢前傾**的問題。這種不良的姿勢會壓迫到胃部及腸子等內臟，造成肌肉僵硬、血液循環不良。

跳躍運動會上下甩動內臟，解除肌肉僵硬的狀態，改善血液循環。這種對骨骼

增強骨質密度！

不用勉強，照自己的步調輕鬆進行即可！

站到腳踏台上。

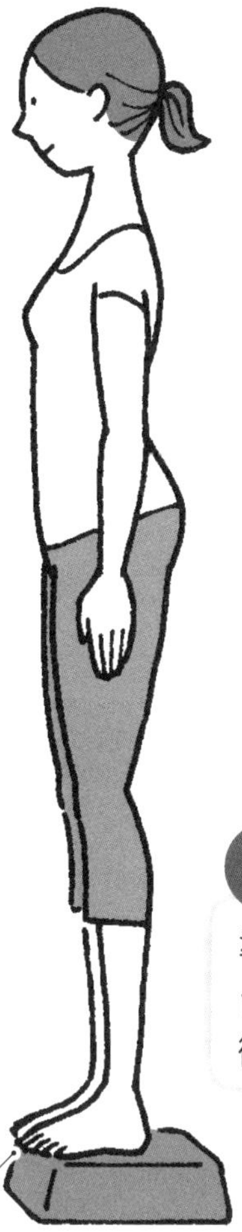

1

準備 10 公分高的腳踏台，站上去後，腳尖稍微突出台面。

腳尖突出。

簡單骨力訓練

利用體重數倍的重力強化骨骼！

10 公分迷你跳躍

目標

1 天
10 次
×3~5 組

分批進行也 OK。

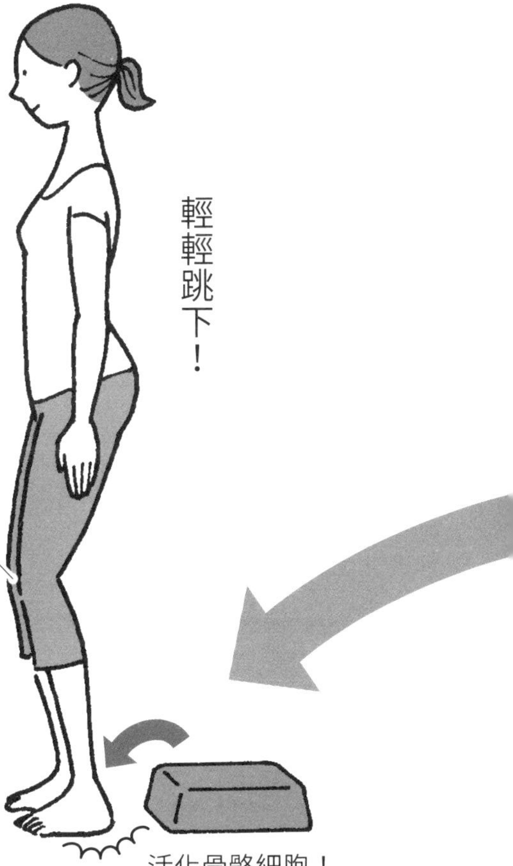
輕輕跳下！
彎曲膝蓋，可以
減緩衝擊。
活化骨骼細胞！

2

落地時以腳跟著地，最後整個腳底貼合地面。

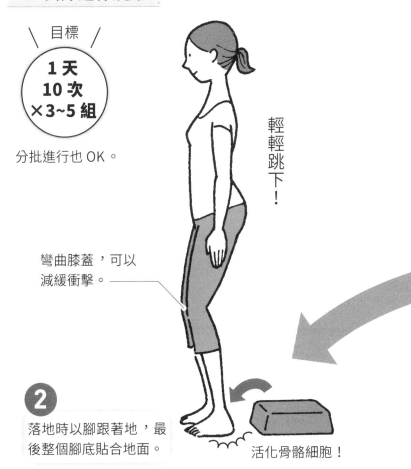

增加適度負荷的運動，最重要的是要持續，不過千萬不要過度勉強，一定要**配合自己的體力，在安全的範圍內進行**。

三十歲之後，維護骨骼健康的女性荷爾蒙分泌量就會減少。因此，就努力透過重力運動及健骨飲食，來增強身體的骨量（骨質密度）吧！

〈簡單肌力訓練〉鍛鍊大腿，強化骨骼肌力

＊健康充實的生活，打造健康大腿

一旦臨近四十歲，就會深刻感受到肌肉逐漸減少。特別是身體最大塊也最強壯的肌肉，大腿前側的「股四頭肌」。

肌肉與骨骼有非常密切的關係（稱為「**肌肉骨骼系統**」），肌肉所分泌的**回春荷爾蒙「肌肉蛋白」**（myokine）能夠促進骨骼的新陳代謝。同時，骨骼所分泌的「骨鈣素」則能提升肌肉的肌力。

鍛鍊大腿最有效的方法就是深蹲，訣竅是動作越慢越好。當臀部施力向後推，下蹲至大腿與地面平行，這樣會增加不少重力，不但能鍛鍊肌肉，同時也能鍛鍊骨

骼。因爲可以同時鍛鍊肌肉及骨骼，**深蹲可以說是用來提升「骨骼肌力」最佳的運動**。但是這個運動有點難度，因此只推薦給對體力有自信的人。

深蹲可以燃燒內臟脂肪，藉由脂肪的燃燒維護肝臟的正常機能，將血糖值維持在一定的範圍內。一旦肝臟出現脂肪肝等導致機能低下的問題，就會引起糖尿病、動脈硬化、失智症及骨質疏鬆症等生活習慣病。

強化大腿最大的好處，就是幫助人體**維持到老都能自由行動的基礎**。同時，近來發現它對活化大腦也有效果。

單腳站立可以有效強化大腿，一分鐘的單腳站立給予腿部的負荷等同於五十分鐘的步行。使用單腳承擔所有的體重，不但可以提升肌力，還能強健大腿骨（髖骨）的骨質密度，可以說是一石二鳥。

即使說「**健康豐富的生活，取決於強健的大腿**」也不算誇張。

簡單肌力訓練

提升「支撐身體的力量」！

扶桌站立深蹲

目標

1天
10次
×2~3組

分批進行也 OK。

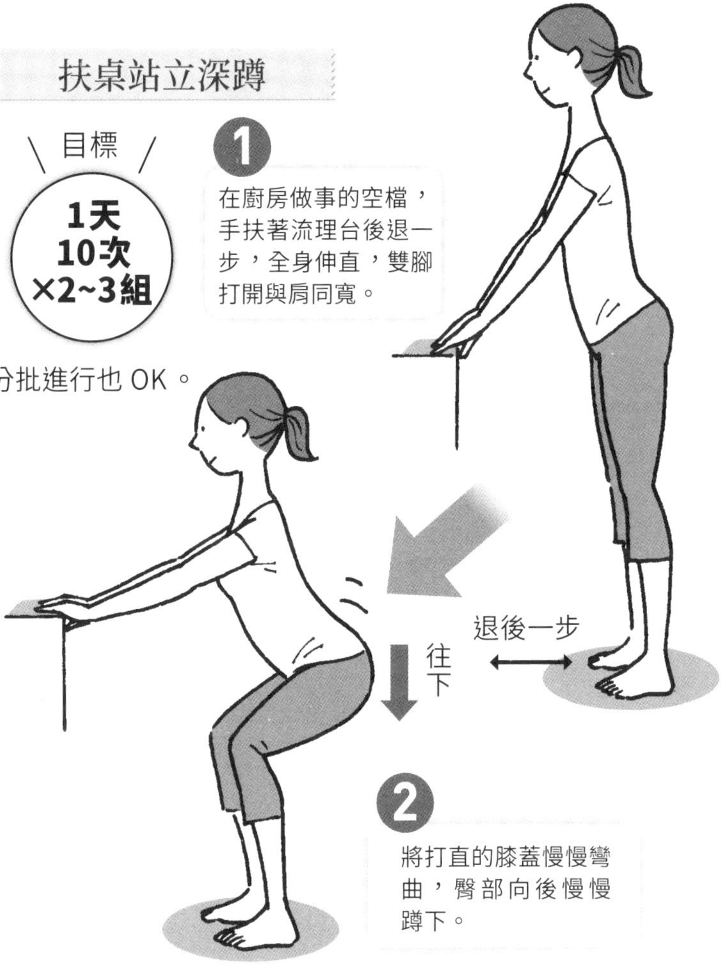

1

在廚房做事的空檔，手扶著流理台後退一步，全身伸直，雙腳打開與肩同寬。

2

將打直的膝蓋慢慢彎曲，臀部向後慢慢蹲下。

簡單肌力訓練

自然提升大腿骨的「骨質密度」！

單腳佛朗明哥體操

目標

**單腳站立
1 分鐘**

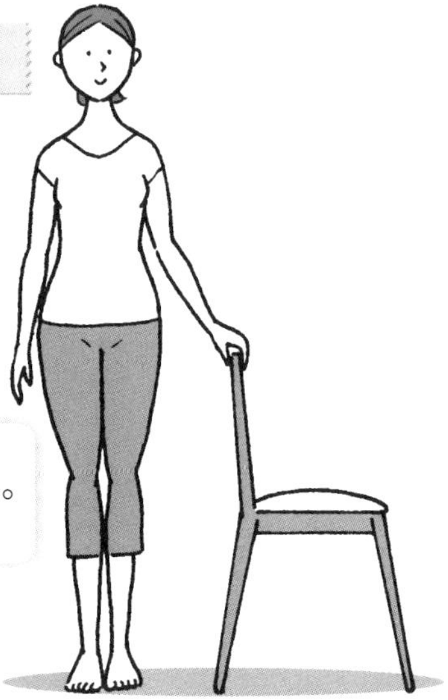

1

扶著椅背。

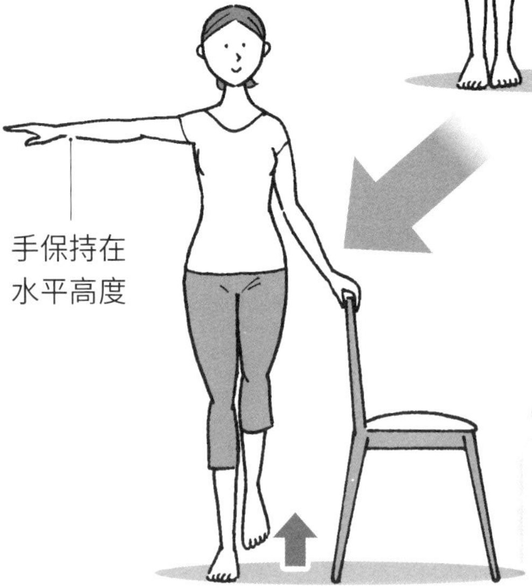

手保持在
水平高度

2

單腳抬高 5～
10 公分，靜
立 1 分鐘。

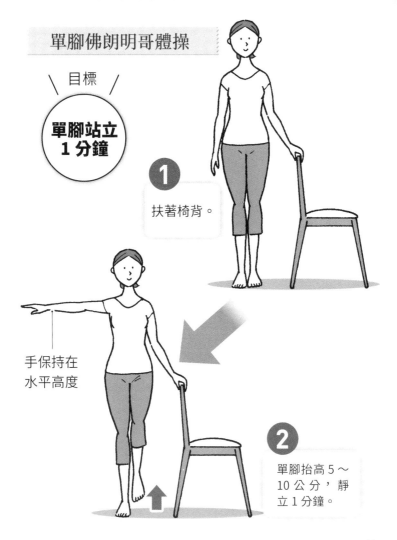

*增加大腿肌肉，就能立刻消除內臟脂肪

想要輕鬆快速地甩掉內臟脂肪，有一個絕佳的方法。那就是增加能量消耗最大的肌肉——也就是**「大腿肌肉」**。內臟脂肪是一種容易囤積、也容易甩掉的脂肪，只要改善飲食習慣，再加上**非常簡單的運動就能迅速將它甩掉**。

另一種皮下脂肪就屬於比較頑固的脂肪，想要快速甩掉就只能透過嚴格的飲食控制及大量的訓練。而且，只有當內臟脂肪減少到一定的程度，皮下脂肪才會跟著減少，因此只要甩掉內臟脂肪，皮下脂肪自然就會跟著變少。

進入三十歲之後，人的體質會開始改變，因爲老化的關係，發胖的方式也跟著不一樣。因此，首要目標就是減少內臟脂肪。透過輕鬆的運動，鍛鍊出難以累積內臟脂肪的體質吧！

當身體的內臟脂肪維持在適量標準（小腹平坦），會分泌出能維護血液健康等對身體有益的荷爾蒙；一旦囤積過量就會導致暴飲暴食，分泌讓血壓升高的荷爾蒙。

肥胖主要是體內脂肪細胞數量增加及尺寸變大所造成的，骨骼所分泌的骨鈣素

便具有**縮小並消滅脂肪細胞**的功能。

想要甩掉內臟脂肪，並不需要嚴格的飲食控制及運動。極端的飲食控制太過辛苦，況且，人類的身體本來就不適合極端的節食減肥，因爲人體天生就具備適應飢餓的能力。

控制飲食確實可以暫時減輕體重，但是當身體感覺到現在正處於飢餓狀態，就會因應所攝入的卡路里減少熱量的消耗，導致基礎代謝率下降，無法順利減少脂肪的囤積。

嚴苛的節食減肥不但幾乎沒有效果，還會削弱基礎代謝率，加速體內老化，將身體**變為最容易發胖的體質**。

想要甩掉內臟脂肪，最有效的方法是提升基礎代謝率，首先就是要養成固定吃早餐的良好習慣。

此外，快走、游泳及健骨訓練的迷你跳躍等有氧運動，比肌肉訓練更容易甩掉內臟脂肪。先簡單進行輕鬆的肌肉訓練之後，再加上有氧運動，會得到非常良好的效果。

簡單肌力訓練

強化大腿的肌肉，預防跌倒！

坐立抬高單腳

目標

1天
10次
×3組

分開進行也 OK。

1

坐在椅子前端，
輕輕抓住兩邊，
伸直背部，望向
正前方。

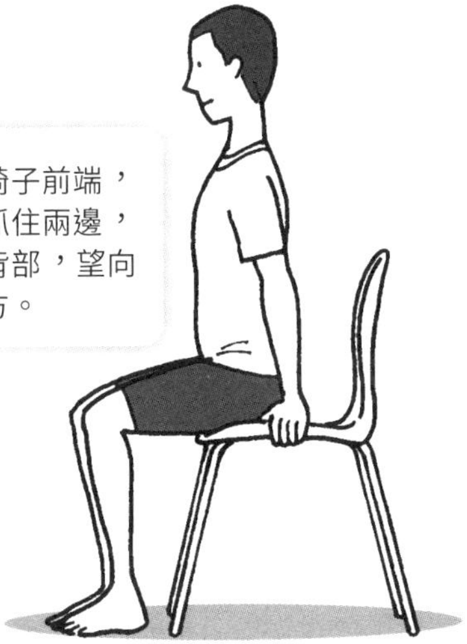

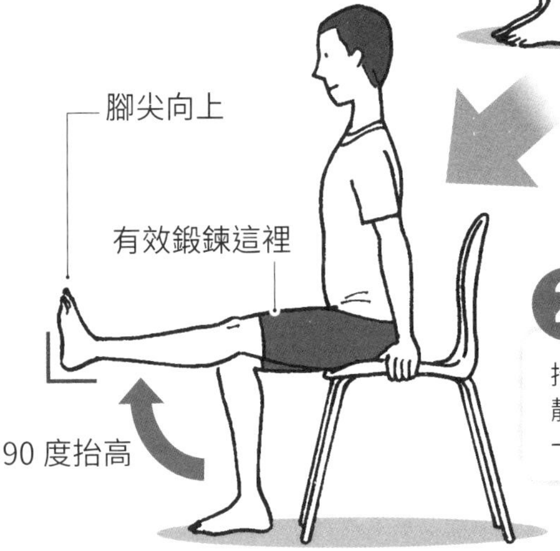

2

抬高單腳，伸直膝蓋
靜止 5 秒，然後換另
一隻腳。

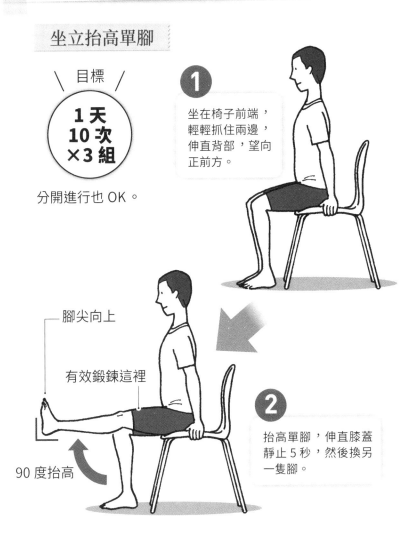

男性荷爾蒙具有增加肌肉量的作用，女性體內也會少量分泌。另外，**男性荷爾蒙也具有促進熱量消耗、燃燒內臟脂肪的功能**。當男性荷爾蒙減少，就會短時間累積大量的內臟脂肪；反過來說，當內臟脂肪大量累積，也會讓男性荷爾蒙減少。

肌肉訓練與有氧運動可以增加男性荷爾蒙的分泌，兩者是相輔相成的關係。男性荷爾蒙分泌量增加會強化肌力，當肌肉量增加、肌力變強，又會促進男性荷爾蒙的分泌。男性可以從「晨勃」的狀況來判斷男性荷爾蒙是否充足，進入四十歲之後，若是一週都沒有晨勃的狀況，就代表出現問題了。這時就要記得骨鈣素有增進性荷爾蒙分泌的作用。

簡單肌力訓練

鍛鍊大腿，柔軟股關節！

深蹲站立

目標

1 天
10 次
×2 組

分開進行也 OK。

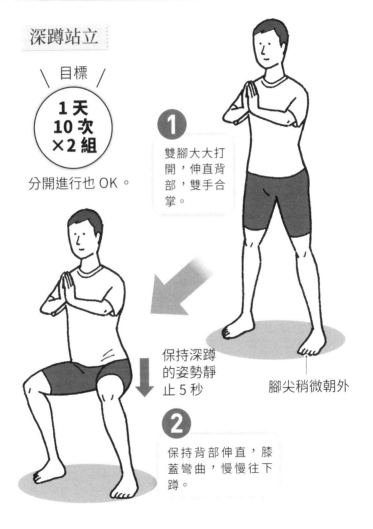

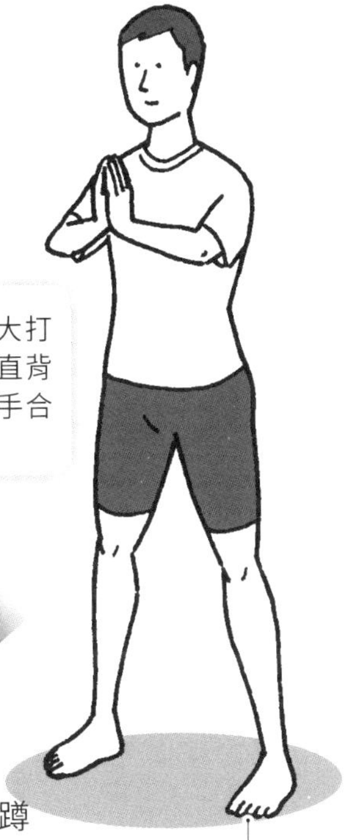

1

雙腳大大打開，伸直背部，雙手合掌。

保持深蹲的姿勢靜止 5 秒

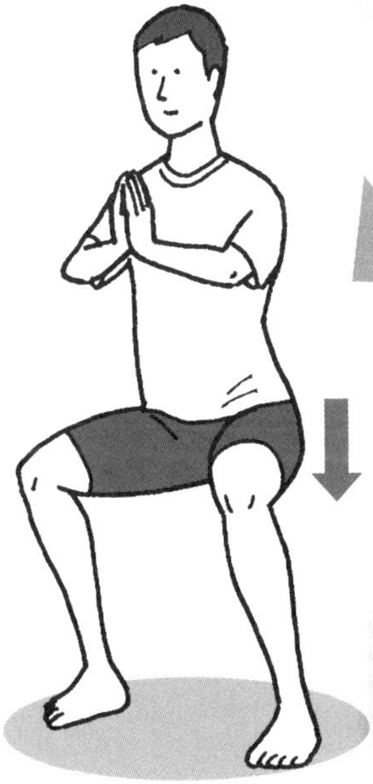

2

保持背部伸直，膝蓋彎曲，慢慢往下蹲。

簡單肌力訓練

鍛鍊股關節周圍，提升腳力！

雙腳交互踢

目標

上下反覆 10 次

1 背靠椅背，雙腳輕輕伸直。

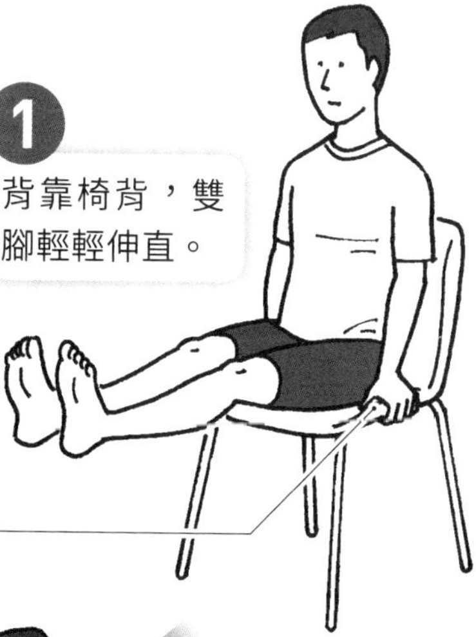

雙手抓住兩側，保持身體穩定。

2 像游泳一樣上下交互踢。

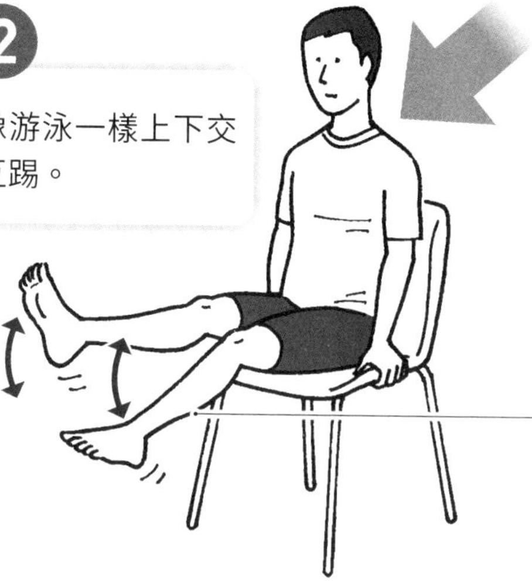

放鬆力量，輕鬆擺動。

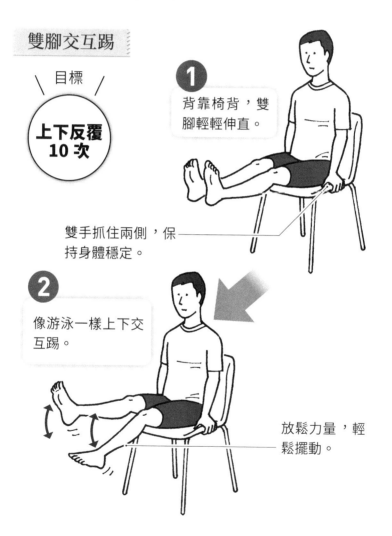

〈簡單拉筋訓練〉再僵硬的身體都能變柔軟

＊用力伸展身體，讓回春荷爾蒙傳遍全身

手臂及大腿的關節連接處令人意外地脆弱，很容易出現骨折等傷害。因此，在做拉筋伸展的運動時，最重要的就是保護這些地方。

只要持之以恆地進行拉筋、伸展身體的肌肉，就算**再僵硬的身體也一定會變得柔軟**。只要身體變柔軟了，就能減輕肌肉及關節的負荷，減少受傷的機會。

拉筋還有一個巨大的效果，就是能**打造不容易變胖的體質**。拉筋能伸展頸部、背部、手臂及下肢等各部位的肌肉，幫助安定情緒，帶來放鬆的效果；同時促進血液循環，將具有回春等重要功能的女性荷爾蒙及骨骼荷爾蒙運至身體各處，發揮最

讓身體變柔軟！

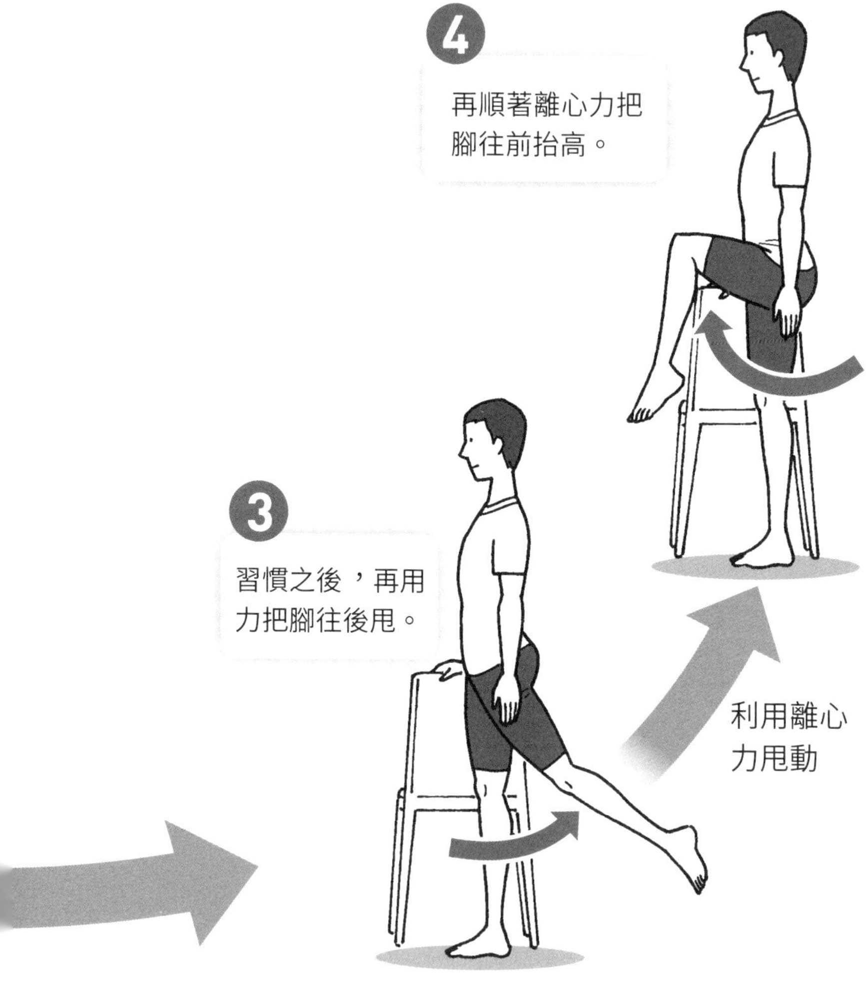
4
再順著離心力把
腳往前抬高。
3
習慣之後，再用
力把腳往後甩。
利用離心
力甩動

簡單拉筋訓練

鍛鍊大腿內側，打造不容易跌倒的身體！

目標

1天 10次 ×2組

分批進行也 OK。

甩腳運動

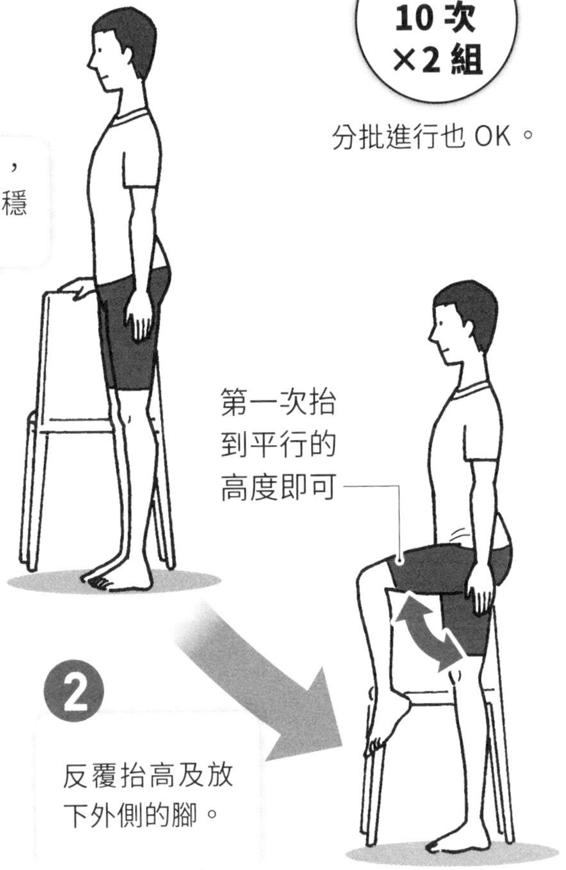

1 手扶椅背，保持身體穩定。

2 反覆抬高及放下外側的腳。

大的功效。

身體因此而消除了疲勞，荷爾蒙也能維持良好的平衡，自然就不容易變胖。再加上新陳代謝變得活躍，皮膚也會變得更有光澤。

脖頸及肩胛骨周邊聚集了大量生產熱能的棕色脂肪細胞，有些人怎麼吃都吃不胖，就是擁有活躍的棕色脂肪細胞。棕色脂肪細胞，顧名思義就是呈現棕色的脂肪細胞，體積比白色脂肪細胞要小。它擁有大量的粒線體，粒線體內膜上又含有豐富的解偶聯蛋白（uncoupling protein），能生產熱能、燃燒脂肪轉成能量。

如果棕色脂肪細胞活躍起來，就會提高體內熱量的消耗，藉由持之以恆的運動，可以將儲存脂肪的白色脂肪細胞轉成棕色脂肪細胞。

拉筋運動最重要的就是**慢慢伸展肌肉，並持續二十秒以上的時間**。伸展時要注意不要造成疼痛，只要拉伸至最舒服的狀態即可。如果感覺到疼痛，反而會讓肌肉變得僵硬。還要注意不要屏息，要慢慢深呼吸，同時伸展肌肉。

只需要在週末花上二十到三十分鐘慢慢拉筋伸展就好，不需要每天進行。

簡單拉筋訓練

拉伸大塊肌肉！

拉伸大腿前側

目標

1天各3次×2~3組

分開進行也OK。

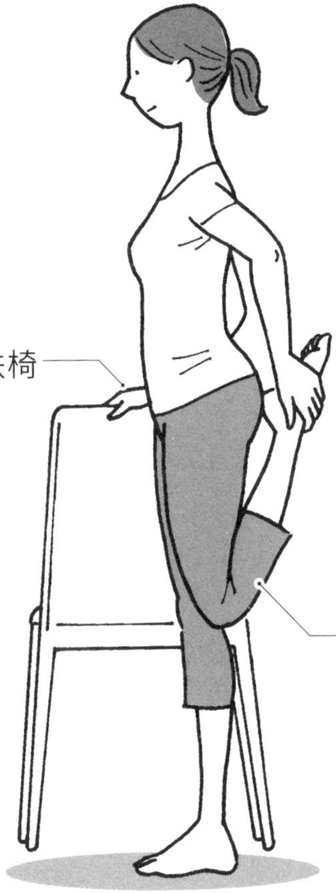
站立時單手扶椅或桌子。
抓住腳尖，然後將腳跟壓向臀部，另一側膝蓋彎曲。

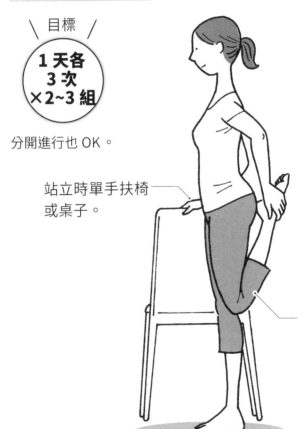

簡單拉筋訓練

放鬆肩胛骨周圍的肌肉！

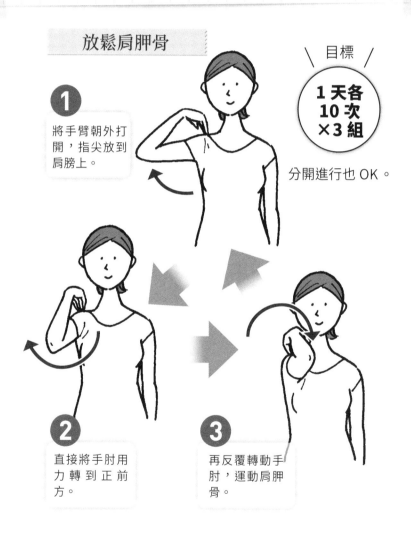

放鬆肩胛骨

目標

1 天各
10 次
×3 組

分開進行也 OK。

1

將手臂朝外打開，指尖放到肩膀上。

2

直接將手肘用力轉到正前方。

3

再反覆轉動手肘，運動肩胛骨。

簡單拉筋訓練

消除肩膀及手臂的酸痛！

放鬆肩膀

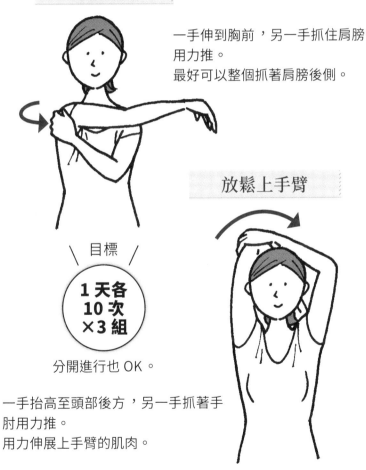

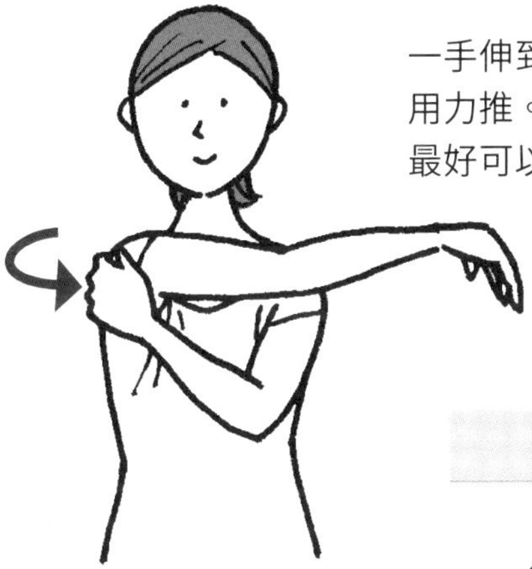

一手伸到胸前，另一手抓住肩膀用力推。
最好可以整個抓著肩膀後側。

目標

1 天各 10 次 ×3 組

分開進行也 OK。

放鬆上手臂

一手抬高至頭部後方，另一手抓著手肘用力推。
用力伸展上手臂的肌肉。

〈簡單血管體操〉擴張腳部血管，永保青春健康

＊鍛鍊小腿，讓血流順暢

有句話說：「人會隨著血管一起老化。」維持末梢血管的暢通，才能長久保持青春活力。

血管壁內側（內皮細胞）所分泌的一氧化氮（NO）能夠擴張血管、讓血流通暢，增加肌肉內的血流量，而增加的血流量又能促進一氧化氮的分泌。

平常不需要特別運動，只要在生活中多活動肌肉量較多的下半身即可。像是不斷重覆「起立、坐下」的動作、在上班及購物時大步快走、不管在家裡或辦公室裡盡量能動就動。特別是經常久坐於辦公桌前的人，「**能動就動**」是非常重要的事。

簡單血管體操

促進血液循環，提升活力！

目標

1 天
20 次
×2~3 組

分開進行也 OK。

坐立抬腳

坐在椅子上，雙手抓住兩側。兩腿交叉，並直接抬高，大腿內側要離開椅面。

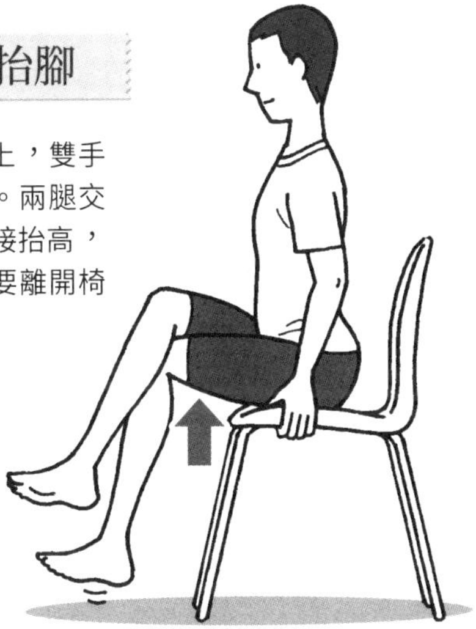

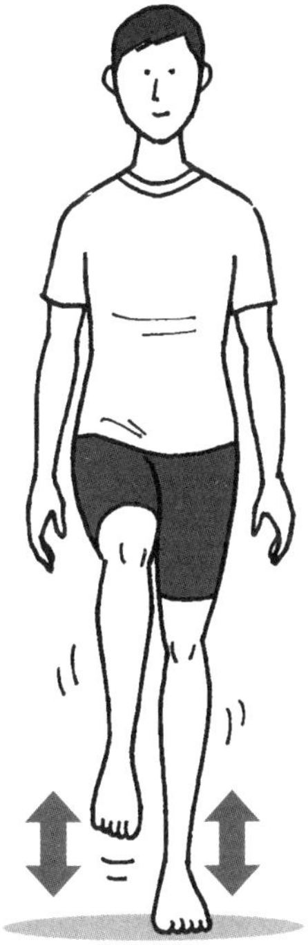

目標

1 天
3 分鐘

原地跑步

左右大腿輕輕交互抬高，進行原地跑步。

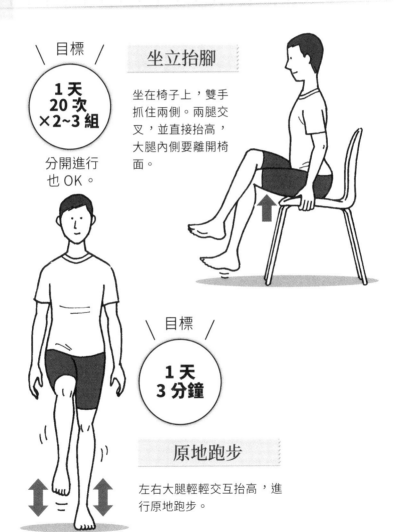

研究報告指出，坐著的時間越長，越會提高罹患糖尿病、腦中風及心肌梗塞的風險，還會減少壽命。長時間久坐不動會導致下半身血流停滯，讓能量的代謝率變差，還容易引起類似經濟艙症候群等靜脈血栓的疾病。

這裡介紹兩種可以**擴張腳部血管的簡單體操**，每種都只需要花五分鐘左右，可以在飯後半小時到洗澡前邊看電視邊做，既輕鬆又簡單，還能順便抑制飯後血糖值的上升。

這兩種血管體操雖然簡單，卻能確實提高血管的能力，將血液源源不絕地運到心臟，促進血液循環。當心臟的能力增強，就能將血液快速送到最遠的腳尖，再反覆循環。**小腿的肌肉收縮能減輕心臟的負擔**，促進血液循環。它能讓腿部靜脈回流，將血液送回到心臟。

〈簡單平衡訓練〉深層睡眠活化不老長壽荷爾蒙

＊靠睡眠打造絕不癱瘓的身體

「深層睡眠」是整個睡眠中最深最沉、品質最好的時段，也叫做黃金睡眠期。它是**讓身體絕不癱瘓、延長健康壽命的最佳良方**。

人體要進入深層睡眠，需要副交感神經（自律神經）的運作。因此必須要能隨時切換至副交感神經活躍的模式，讓其發揮最大的功能。活化副交感神經需要良好的飲食及運動習慣。在睡前進行五分鐘左右**訓練平衡感的體操**，更能促進睡眠，讓**副交感神經在睡眠期間發揮最高的效能**。

想要擁有良好的深層睡眠，可以活用調節生理時鐘的睡眠荷爾蒙「褪黑激素」

（Melatonin）。只要每天早上沐浴在晨光中，大約經過十五到十六小時之後，身體就會分泌大量的褪黑激素來促進睡眠。

褪黑激素還具有延緩老化的功能，效果強大到甚至被稱爲「**不老長壽賀爾蒙**」。人體內有多種會導致老化的活性氧，褪黑激素能夠消滅當中破壞力最強、毒性最大的種類。

如果在晚上十一點左右就寢，褪黑激素的分泌會在凌晨兩點後達到最高峰，並在早晨降至讓人從睡眠中清醒的程度。褪黑激素在白天幾乎不會分泌，夜間明亮的燈光也會減少分泌，因此，最好在**就寢前一個小時就降低照明，並在睡眠時完全隔絕光線**，才能擁有最高品質的睡眠。

此外，當體內擁有眾多免疫細胞的淋巴球，就能提升身體的免疫力，也不容易罹患癌症。淋巴球會在副交感神經活躍期間增加數量，爲了延長這個時間段，人體需要品質優良的充足睡眠。

簡單平衡訓練

鍛鍊平衡感，調整自律神經！

提升水平的平衡力

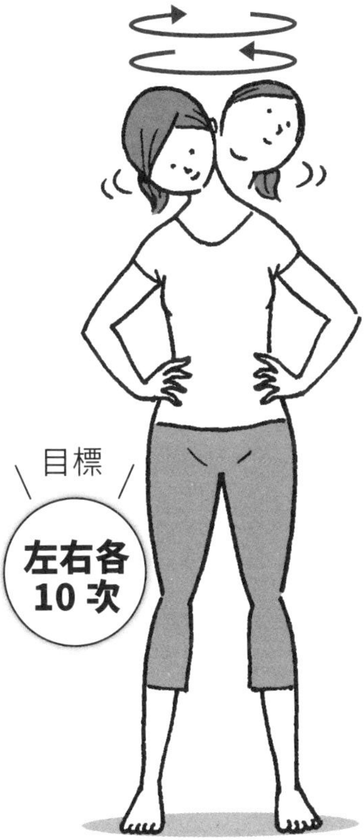

臉朝前方站立，畫圈般用力轉動頭部。

提升擺動的平衡力

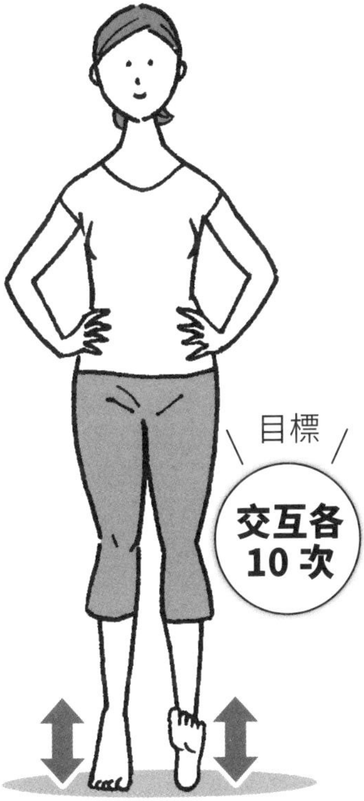

朝向正前方站立，一腳抬起腳跟，一腳腳尖朝上，交互運動。

〈簡單快步訓練〉大步快走——被譽為「最完美的運動」的原因

＊走路就能延長壽命——長壽快走運動

這是一種能讓人微微發汗，既不困難也不會太輕鬆的適量運動。前面所介紹的都是適合室內的運動，最後要推薦一個可以在戶外進行的快步運動。

只需要在每天二十到四十分鐘的快走運動中加入「**大步快走**」的動作，大約每三分鐘穿插一次即可，至少二十分鐘，不需要一直快走，中間稍微中斷也沒關係。

但是，一定要確實執行大步快走的動作。它具有強大的健康效果，對身體的負擔也很小，同時還能鍛鍊大腿肌肉，對腳跟施加不小的重力負荷。

簡單快步訓練

「大步快走」打造代謝良好的身體！

健康長壽快走

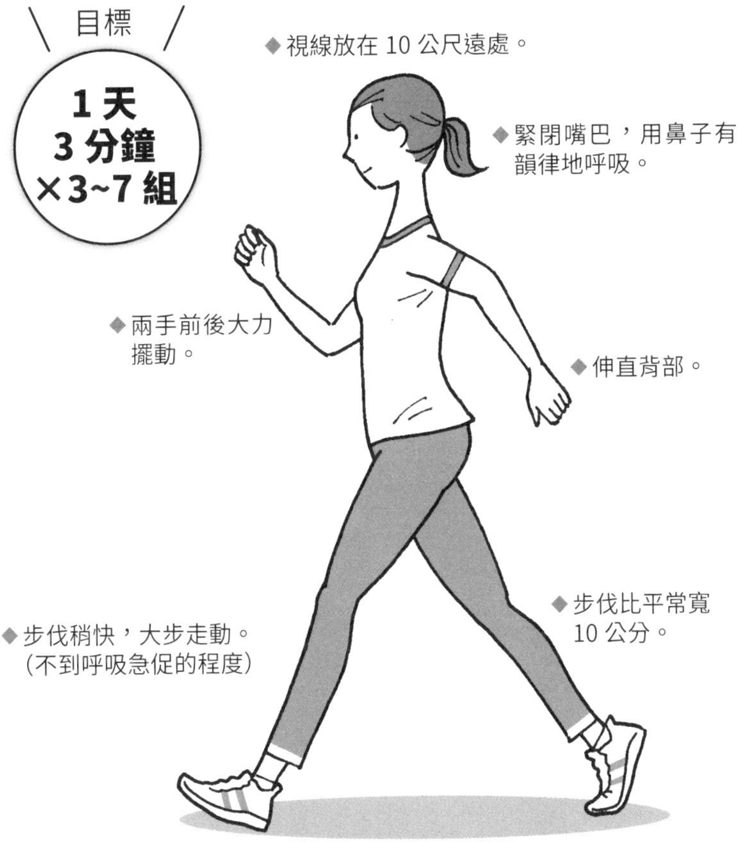
目標
1 天
3 分鐘
×3~7 組
◆視線放在 10 公尺遠處。
◆緊閉嘴巴，用鼻子有韻律地呼吸。
◆兩手前後大力擺動。
◆伸直背部。
◆步伐比平常寬 10 公分。
◆步伐稍快，大步走動。(不到呼吸急促的程度)

在每天 20 到 40 分鐘的快走運動中，加入「健康長壽快走」的動作，大約每 3 分鐘穿插一次即可。

普通快走與大步快走相互搭配的快走運動是我最推薦的運動方式，也是全球公認**維持長壽的「最佳運動」**。只要持續五到六個月，大腿就能增加約兩成的肌肉量。這個運動每天只能消耗大約三分之一碗白飯的熱量，雖然看似不多，卻非常重要。因爲它能提升身體的基礎代謝率，只要基礎代謝率提高了，就能讓**日常的能量消耗變得更有效率**。

一天一萬步的普通快走雖然也有減少體重及脂肪的作用，卻沒辦法增加下半身的肌力及全身的持久力，不過只要每週加入三到四次的大步快走，就能獲得良好效果。

想要擁有不生病、不癱瘓的健康身體，運動絕對是不可或缺的生活習慣。但是，錯誤的運動方式也容易對身體造成傷害。

激烈運動會製造出大量的活性氧，由於這類運動需要吸入大量氧氣，自然也會增加體內活性氧的數量，引起健康上的問題。搭配大步快走的快走運動，可以**消除這些活性氧**，讓身體變得健康又長壽，可以說是**「長壽快走運動」**。

除此之外，這個運動還具有各種健康效果。例如，可以提高心肺機能，讓血管變得更強健；持之以恆還能強化心臟功能，提高全身的血液循環能力，降低心跳數，減輕心臟的負擔。

它也能活化肺部，增加空氣的進出量，不需要激烈運動也能吸入更多氧氣，提高體內的含氧量。當心肺機能提高，就能運送更多血液到全身的細胞及器官，同時增加微血管的數量，讓血管變得更強韌。當血流量增加，身體各處也能獲得更豐富的氧氣、養分及荷爾蒙。快走也具有放鬆肌肉及血管的作用，讓血管變得柔軟，進而改善及安定血壓。

自古以來，就有**「老化從腳開始」**的說法。如果長時間不走動，腿部肌肉就會萎縮，當腳力開始衰退，人的動作就會變得遲鈍，體力也會變差，很快地，連精力都會衰退，加速老化的狀況。走路雖然是很簡單的運動，但卻能對骨骼造成持續的衝擊。

長壽快走運動可以說是**最完美的運動**，若是再加上健骨訓練就可以活動全身。對我來說，只要進行這些運動就足夠了。

長壽快走運動對甩掉內臟脂肪也很有效果，日本人有三成是內臟脂肪型肥胖。

男性的啤酒肚是屬於全身性的蘋果型肥胖（女性的肥胖大多是皮下脂肪型，脂肪主要囤積在大腿及臀部等下半身，因此也叫做「西洋梨型肥胖」）。

之所以會形成蘋果型肥胖，是因為身體本身就擁有蘋果型肥胖的遺傳因子。擁有這個遺傳子變異的人，基礎代謝量會比一般人少兩百卡左右，即使攝入相同的食物也會比較容易發胖。皮下脂肪囤積會壓迫血管，造成血壓上升及腰部疼痛，內臟脂肪囤積更是造成嚴重疾病的第一步。因此，**持續進行蹬腳跟運動，就能維持身體的年輕、強韌及美麗。**

這裡再次提醒大家，骨骼受到衝擊時所分泌的骨鈣素等荷爾蒙，會提醒全身器官「發揮各自的機能」，當體內的器官接收到指令，就會努力發揮最大的能力。也就是說，如果沒有對骨骼進行衝擊，器官的能力就會一直陷入沉睡之中。

身體擁有各式各樣的機能，只有當所有機能都正常運作，身體才會一直保持年輕、強韌及美麗。

蹬腳跟運動就是維持青春活力的關鍵。

VHV0049

一天100秒，遠離骨質疏鬆：日本骨科名醫教你運動＋食補，重獲績優骨

作　　者—太田博明
譯　　者—諾麗果
主　　編—林菁菁、林潔欣
編　　輯—黃凱怡
企劃主任—葉蘭芳
封面設計—FE 設計
內頁設計—李宜芝

董 事 長—趙政岷
出 版 者—時報文化出版企業股份有限公司
108019 台北市和平西路三段二四○號七樓
發行專線—（○二）二三○六六八四二
讀者服務專線—○八○○二三一七○五
（○二）二三○四七一○三
讀者服務傳真—（○二）二三○四六八五八
郵撥—一九三四四七二四時報文化出版公司
信箱—10899 臺北華江橋郵局第 99 信箱
時報悅讀網—http://www.readingtimes.com.tw
法律顧問—理律法律事務所　陳長文律師、李念祖律師
印刷—紘億印刷有限公司
初版一刷—二○二○年二月十四日
初版四刷—二○二二年十一月二十二日
定價—新台幣三二○元
（缺頁或破損的書，請寄回更換）

時報文化出版公司成立於一九七五年，
並於一九九九年股票上櫃公開發行，於二○○八年脫離中時集團非屬旺中，
以「尊重智慧與創意的文化事業」為信念。

一天 100 秒，遠離骨質疏鬆：日本骨科名醫教你運動＋食補，
重獲績優骨 / 太田博明作；諾麗果譯 . -- 初版 . -- 臺北市：
時報文化，2020.02
面；　公分

ISBN 978-957-13-5810-9(平裝)

1. 骨質疏鬆症　2. 健康法

415.585　　　108021525

ISBN 978-957-13-5810-9
Printed in Taiwan